डॉक्टर मैग्रेट

डॉक्टर मैग्रेट

लेखक
डॉ. अनिल पांडेय
स्पाइन सर्जन

अनुक्रमणिका

समर्पण

"हर उस संघर्षरत मेडिकल छात्र को समर्पित, जो हॉस्टल की हल्की रोशनी में भी पढ़ता है और बड़े सपने देखने की हिम्मत रखता है।"

"मेरे आदरणीय सीनियर्स, प्रेरणा देने वाले जूनियर्स और मार्गदर्शक मेंटर्स को समर्पित – जिनके शब्दों, जीवन और सीख ने इस सफर को आकार दिया।"

"उस निस्वार्थ सरकारी डॉक्टर को समर्पित, जो बिना किसी दिखावे के किसी उद्देश्य के लिए सेवा करता है।"

"हर उस सफेद कोट में सपने देखने वाले के नाम, जो सिर्फ अपने लिए नहीं, बल्कि अपने मरीजों, अपने परिवार और अपने समुदाय के लिए भी अधिक की आकांक्षा रखता है।"

यह पुस्तक आपके लिए है।

"हिम्मत के साथ आगे बढ़ो, नैतिकता के साथ सफलता पाओ, और उद्देश्य के साथ नेतृत्व करो।"

— डॉ. अनिल पांडेय

आभार

यह पुस्तक केवल मेरी यात्रा नहीं है। यह उन सभी आत्मीय लोगों के प्रति आभार है जिन्होंने हर कदम पर मेरा साथ दिया, मुझे दिशा दी, मुझ पर विश्वास किया और मुझे उस डॉक्टर और इंसान के रूप में आकार दिया जो मैं आज हूँ।

मेरी **माता जी श्रीमती अरुणा पांडेय** और **पिता जी श्री शंभुनाथ पांडेय** का आभार – धन्यवाद, जिन्होंने मुझे अपने जीवन को अपने तरीके से जीने की स्वतंत्रता दी, अपने निर्णय खुद लेने का अवसर दिया, और मुझे वह हिम्मत दी जिससे मैं परंपरागत मार्ग से हटकर अपना मार्ग चुन सका।

मेरी **बहन रेनु पांडेय** का आभार – जिन्होंने मेरे भीतर चिकित्सा के सपने का पहला बीज बोया। आपकी प्रेरणा ही इस यात्रा की शुरुआत बनी।

मेरे **भाई पवन पांडेय** का आभार – जो हमेशा एक संरक्षक की तरह मेरे साथ रहे। आपकी शांत उपस्थिति ने मुझे हर कदम पर आत्मविश्वास दिया।

मेरे **स्कूल सीनियर ऋषि भैया** का आभार – मैहर के कठिन और अंधेरे दिनों में आप उम्मीद की पहली सकारात्मक किरण बने। आपके शब्दों और ऊर्जा ने तब मेरे भीतर आशा का दीप जलाया, जब सब कुछ धुंधला लग रहा था।

डॉ. गौतम सिंह का आभार – जो किसी दोस्त से भी ज्यादा मेरे मार्गदर्शक बने रहे। इंदौर और भोपाल में मुझे दिशा देने से लेकर हर महत्वपूर्ण मोड़ पर हौसला बढ़ाने तक, आपका प्रभाव मेरी जिंदगी पर गहरा रहा है।

मेरे **स्कूल के आदरणीय शिक्षकों और मार्गदर्शकों** का आभार – **आर.एन. तिवारी** , **त्रिपाठी**, **एम.पी. पटेल** और **अतुल गर्ग** – आपकी

कक्षा में दी गई शिक्षा आज भी मेरे मन में गूंजती है। **कविता पंड्या**, जिन्होंने मेरे भीतर की क्षमता को पहचाना और उसे व्यक्त करने के लिए प्रेरित किया। **रंजना श्रीवास्तव**, जिनका शैक्षणिक सहयोग ही नहीं, बल्कि कठिन समय में भावनात्मक और आर्थिक सहयोग भी मिला। **अनुराग खरे**, जिन्होंने मुझे अपनी सीमाओं से बाहर निकलकर बड़े सपने देखने की प्रेरणा दी और मैं **गणेश अग्रवाल**, **ओ.पी. तिवारी** और **रामगोपाल द्विवेदी** का उनके अमूल्य मार्गदर्शन के लिए हृदय से आभारी हूँ।

माधव भैया, **उमेश भैया**, **अरविंद गुप्ता** और उनके पिता जी का आभार – जिन्होंने मुझे प्रतियोगी परीक्षाओं की दुनिया से परिचित कराया और मुझ पर विश्वास किया कि मैं सफल हो सकता हूँ।

सुनील मिश्रा और उनके पिता का आभार – जिनके सहयोग से मैं एलन, कोटा तक पहुँच सका, जो मेडिकल प्रवेश परीक्षा का असली मैदान है।

मेरे **MBBS के भाइयों – आभाष**, **नितिन**, **विजय**, **विशाल**, **पुष्पराज**, **जनार्दन**, **भानु**, **विपिन**, **चंद्रमोहन (चंद्रू)**, **अरुण** और अन्य कई दोस्तों के लिए—मेडिकल कॉलेज के इस सफर में, संघर्ष और खुशी दोनों में साथ देने के लिए धन्यवाद।

डॉ. मनोहर भंडारी का आभार – जब मैं अपने सफर की शुरुआत कर रहा था, तब आपके मार्गदर्शन और मुझ पर विश्वास के लिए धन्यवाद।

डॉ. बी.आर. पारेख और **श्री नारायण त्रिपाठी** का आभार – जिनकी समय पर की गई मदद ने मुझे याद दिलाया कि असली उपचार करुणा होती है।

डॉ. संजय आवासिया और **डॉ. अरविंद शुक्ला** का आभार – जब मेरा जीवन सबसे कठिन दौर से गुजर रहा था, मेरी दुर्घटना और कानूनी

लड़ाई के दौरान, आप मेरे साथ मजबूती से खड़े रहे। आपका यह साथ मैं कभी नहीं भूलूँगा।

डॉ. सुनील राजन का आभार – मुझे ऑर्थोपेडिक्स के क्षेत्र से परिचित कराने और यह दिखाने के लिए धन्यवाद कि जुनून को उद्देश्य में बदला जा सकता है।

डॉ. संजीव गौर और **गांधी मेडिकल कॉलेज, भोपाल** के सभी ऑर्थोपेडिक शिक्षकों का आभार – आपने मुझे सिर्फ ऑर्थोपेडिक्स ही नहीं सिखाया, बल्कि मुझे एक ऊर्जावान और जिम्मेदार सर्जन बनना सिखाया, जो कौशल और संवेदना दोनों के साथ उपचार करता है।

मेरे पीजी सहपाठि (बैचमेट्स) – **डॉ. कृपा**, **डॉ. यश**, **डॉ. दिलीप** और **डॉ. प्रत्युष** – जिन्होंने मेरे साथ इस ऑर्थोपेडिक सफर में हंसी और आँसू दोनों साझा किए।

गीता मिश्रा का आभार – जो मुझे MBBS में आने से पहले जानती भी नहीं थीं, फिर भी जब उन्हें मेरी स्थिति के बारे में पता चला, तो उन्होंने मेरे अपने माता-पिता की तरह मेरा साथ दिया और हर संभव तरीके से, चुपचाप और निस्वार्थ भाव से मेरी मदद की।

मेरे स्पाइन (रीढ़ की हड्डी) सर्जरी (ऑपरेशन) के मार्गदर्शक – **डॉ. अमोल रेगे** और **डॉ. सुनील नाडकर्णी** और उन सभी शिक्षकों के लिए, जिन्होंने मुझे इस क्षेत्र में उत्कृष्टता सिखाई और मुझे खुशी, कृतज्ञता और विनम्रता के साथ जीना सिखाया।

और अंत में मेरा आभार, मेरी **पत्नी करुणा** और **बेटी अनिका** के नाम – आप ही मेरे दिल और मेरे घर की असली पहचान हैं। आपके प्रेम और उपस्थिति ने मुझे खामोशी में शक्ति, संघर्ष में दृढता और मेरे पेशे से परे जीवन का सच्चा उद्देश्य दिया।

यह पुस्तक आप सभी के सहयोग के बिना संभव नहीं थी। जब मैंने खुद पर संदेह किया, तब आपने मुझे विश्वास दिया। जब जीवन ने कठिन

परीक्षाएँ लीं, तब आप मेरे साथ खड़े रहे। आप सभी ने मिलकर मुझे – एक Doctor Magnate के रूप में आकार दिया।

हृदय की गहराइयों से आभार सहित,

– डॉ. अनिल पांडेय

प्रस्तावना – 1

कुछ कहानियाँ हमें कुछ पलों के लिए प्रेरित करती हैं, और कुछ कहानियाँ जीवन भर के लिए हमारे साथ बनी रहती हैं। डॉ. अनिल पांडेय जी की यात्रा निस्संदेह दूसरी श्रेणी में आती है। याने एक ऐसी कहानी जो जीवन भर हमारे साथ बनी रहेगी।

'डॉक्टर मैग्नेट' यह केवल एक आत्मकथा नहीं है। यह कहानी हमें बताती है कि किस प्रकार कृतज्ञता और स्पष्ट उद्देश्य एक छोटी-सी चिंगारी को जीवन भर जलने वाली लौ में बदल सकते हैं। डॉ. पांडेय के शब्द किसी सेमिनार या सिद्धांतों से उधार लिए गए ज्ञान या जानकारियाँ नहीं हैं, बल्कि ये स्वयं की निंद्राहीन रातों के विचार, मौन आत्ममंथन तथा निरंतर परिश्रम से गढ़े गए जीवन-अनुभव हैं।

इस पुस्तक की सबसे अधिक प्रभावित करने वाली बात इसकी ईमानदारी है। डॉ. पांडेय अपने संघर्ष का किसी भी प्रकार से कोई महिमामंडन नहीं करते, बल्कि उसे सही अर्थ देते हैं। वे सफलता का उपदेश नहीं देते, बल्कि उसे जिवंत अनुभव करते हैं और फिर विनम्रतापूर्वक दूसरों का मार्गदर्शन करते हैं। उनकी यह कहानी आज के समय में "डॉक्टर" होने की परिभाषा को नए सिरे से गढ़ती है और हमें यह स्मरण कराती है कि सच्चा उपचार सबसे पहले अपने स्वयं के मन की चिकित्सा से शुरू होता है।

आज के समय में, जहाँ हर पेशा सेवा और स्वाभिमान, करुणा और साहस, नैतिकता और महत्वाकांक्षा के बीच डगमगा रहा है, वहाँ यह पुस्तक एक सशक्त मार्गदर्शक के रूप में सामने आती है। 'डॉक्टर मैग्नेट' इस अंतर के मध्य एक अत्यंत सुंदर पुल (ब्रिज) है। यह पुस्तक सिद्ध करती है कि कोई व्यक्ति एक ही समय में जमीन से जुड़ा हुआ भी हो सकता है और निरंतर आगे बढ़ता हुआ भी; करुणामय भी और साहसी भी; विनम्र भी और अत्यंत सफल भी।

मैहर की तंग गलियों से लेकर प्रतिष्ठित अस्पतालों के गलियारों तक, आर्थिक संघर्ष से लेकर एक सफल अस्पताल की स्थापना और दूसरों

का मार्गदर्शन करने तक डॉ. पांडेय जी की यह यात्रा इस सत्य का प्रमाण है कि अनुशासन के सामने भाग्य भी झुक जाता है। विश्वास, कल्पना (विज़ुअलाइज़ेशन), कृतज्ञता और निरंतरता को लेकर उनके विचार हर व्यक्ति और हर क्षेत्र पर समान रूप से लागू होते हैं। चाहे एक छात्र नीट की परीक्षा की तैयारी कर रहा हो, कोई युवक अपने करियर की शुरुआत कर रहा हो या युवा डॉक्टर हो, या जीवन में नए अर्थ की तलाश में कोई अनुभवी पेशेवर नए विचार चाहता हो - यह पुस्तक सीधे उस व्यक्ति के अंतर्मन से संवाद करती है।

इस पुस्तक का हर पृष्ठ सच्चाई से भरा है। हर कहानी अपने भीतर एक सीख समेटे हुए है। यहाँ हर उद्धरण (quote) आपको ऐसा महसूस कराता है जैसे आप स्वयं से, अपने भीतर के श्रेष्ठ रूप से संवाद कर रहे हों।

इस पुस्तक को पढ़ते हुए आप केवल स्टेथोस्कोप (stethoscope) के पीछे खड़े एक डॉक्टर से नहीं मिलते, बल्कि किसी सपने, किसी उद्देश्य के पीछे खड़े एक सजग इंसान से भी मिलते हैं। बहुत संभव है कि आपको इस पुस्तक में अपनी ही यात्रा की झलक मिल जाए जहाँ वही आस्था, वही भय, वही भीतर जलती आग दिखाई दे जो आपके अंदर कहीं अब भी उपस्थित है।

डॉ. अनिल पांडेय आज के डॉक्टरों की उस नई पीढ़ी का प्रतिनिधित्व करते हैं, जो कौशल के साथ सेवा करती है, दृष्टि के साथ नेतृत्व करती है, और समृद्धि के साथ जीवन को अर्थ देती है। उनका जीवन यह संदेश देता है कि कोई साधारण व्यक्ति भी निश्चय कर गर्व के साथ सफेद कोट पहन सकता है और साथ ही साथ अपने उद्देश्य, समृद्धि और शांति पूर्ण जीवन को परिभाषित भी कर सकता है।

यह पुस्तक हर पाठक को अपनी सीमाओं से ऊपर उठने, ईमानदारी के साथ अपने रास्ते पर चलने की प्रेरणा देती है और यह भी सिखाती है कि जैसा डॉ. पांडेयय ने किया - कि जब हृदय विश्वास से धड़कता हो, तो कोई भी सपना दूर नहीं होता।

यह पुस्तक हर पाठक को अपनी सीमाओं से आगे बढ़ने, ईमानदारी से अपने जीवन के रास्ते पर चलने और स्वयं पर विश्वास रखने की प्रेरणा देती है और यह भी सिखाती है कि डॉ. पांडेय की तरह ही जब हृदय सच्चे विश्वास के साथ धड़कता हो, तो कोई भी सपना दूर नहीं होता।

- हेमसिंह पटले
लेखक: द 5-मिनट मैजिकल हैबिट्स।

प्रस्तावना – 2

जब मैंने पहली बार मध्य प्रदेश के एक छोटे से शहर के एक नवयुवक डॉ. अनिल पांडेय के बारे में सुना, तो मेरे मन में एक सवाल उठा कि आखिर उन्हें इतना बड़ा सपना देखने और उसे पूरा करने का साहस कहाँ से मिला? चिकित्सा जैसे बड़े और विशाल क्षेत्र को चुनना और इस सपने को पूरा करना कोई सामान्य बात नहीं थी। लेकिन जैसे-जैसे मैंने उनकी कहानी की गहराई को जाना, मुझे यह समझ आया कि उनकी सबसे बड़ी ताकत अवसर नहीं, बल्कि उनका अटूट विश्वास था।

यह पुस्तक "डॉक्टर मैग्नेट" उसी अटूट विश्वास की कहानी है।

यह कहानी है कि कैसे दृढ़ संकल्प और विनम्रता एक साथ मिलते हैं, कैसे संघर्ष शक्ति में बदल जाता है, और कैसे एक सपना किसी की पूरी ज़िंदगी को बदल सकता है।

डॉ. पांडेय की कहानी सफलता के उस अनोखे और अदृश्य पक्ष को दर्शाती है, जिसे अक्सर लोग देख नहीं पाते। सुबह जल्दी उठने का अनुशासन, टीचर से लेकर मरीज़ तक, हर किसी से सीखने की विनम्रता; वह साहस, जो जीवन के "ना" कहने पर भी फिर से शुरुआत करने की शक्ति देता है। उनका जीवन इस बात का जीवंत प्रमाण है कि सफलता आराम की गोद में रहकर नहीं मिलती, बल्कि वह दृढ़ विश्वास और अटल संकल्प के साथ संघर्षों से मिलती है।

इस पुस्तक को जो बात विशेष बनाती है, वह है इसकी सच्चाई। यह न तो कठिनाइयों को बढ़ा-चढ़ाकर बताती है और न ही उपलब्धियों का दिखावा करती है। यह एक जीवन यात्रा को उसके वास्तविक रूप में प्रस्तुत करती है - संशय, विश्वास, प्रतीक्षा, सफलता के निर्णायक क्षण। इस पुस्तक का हर पन्ना ज़िंदगी का एक सबक देता है। यह पुस्तक सिखाती है कि कोई भी असफलता अंतिम नहीं होती, जब तक आप स्वयं पर विश्वास करना बंद न कर दें।

यह पुस्तक हमें पद और उपलब्धियों से ऊपर उठकर सार्थक प्रभावी बनने की प्रेरणा देती है। यह सिखाती है कि डॉक्टर बनना सिर्फ़ दूसरों का इलाज करना मात्र नहीं है, बल्कि अपने उद्देश्य और धन के साथ सबंधों को संतुलित और स्वस्थ बनाना भी है।

डॉ. पांडेय की एक विद्यार्थी से सर्जन बनने और सर्जन से एक दूरदर्शी व्यक्ति बनने तक की यात्रा यह दर्शाती है कि हर आधुनिक पेशेवर (मॉडर्न प्रोफ़ेशनल) को जीवन में एक महत्वपूर्ण बदलाव करना होता है और वह बदलाव जीवित रहने के संघर्ष से अधिक एक सार्थक पहचान बनाने और सही प्रभाव के लिए होना चाहिए।

विश्वास, कृतज्ञता और व्यक्तिगत विकास पर उनके विचार सिर्फ़ चिकित्सा के क्षेत्र तक ही सीमित नहीं हैं; वे सभी क्षेत्रों और सीमाओं से परे समान रूप से लागू होते हैं। वे हमें याद दिलाते हैं कि हमारे सामने आने वाली हर चुनौती हमें उस ज़्यादा बड़ी परिस्थिति के लिए तैयार कर रही है जो हम इस समय पूरी तरह से देख नहीं पा रहे होते हैं। | जैसे-जैसे आप ये पन्ने पलटेंगे, आप सिर्फ़ एक डॉक्टर को बनते हुए ही नहीं, बल्कि एक सोच को बनते हुए भी देखेंगे।

एक ऐसी सोच जो कहती है:

"आप कहीं से भी शुरूआत कर सकते हैं, और फिर भी हर ऊंचाई तक पहुँच सकते हैं अगर आपका दिल सच्चा हो और आपका उद्देश्य स्पष्ट हो।"

यह पुस्तक आपको बड़े सपने देखने की प्रेरणा दे, गहराई से सेवा करने की भावनाएँ जगाए और उसी अडिग विश्वास के साथ जीवन जीने की शक्ति दे जिसने डॉ. अनिल पांडेय के जीवन की पूरी यात्रा को आकार दिया है।

क्योंकि इस दुनिया को और अधिक "डॉक्टर मैग्नेट्स" की आवश्यकता है।

- संदीप सिंह तोमर,

मैनेजिंग डायरेक्टर (प्रबंध निर्देशक)

Savri Personalized & Corporate Gifting

1

परिचय

एक समय था जब मैं मानता था कि डॉक्टर बनना ही मेरे जीवन का अंतिम और सबसे बड़ा सपना है। आज, मुझे पता है – यह तो बस शुरुआत थी।

मेरी यात्रा मध्य प्रदेश के एक छोटे से शहर मैहर की संकरी गलियों से शुरू हुई – एक ऐसा स्थान जो माँ शारदा के पावन मंदिर के लिए प्रसिद्ध है। मान्यता है कि जब भगवान शिव माता सती के जले हुए शरीर को लेकर विचरण कर रहे थे, तब उनकी माला का एक अंश यहाँ आकर गिरा था। मेरे शहर के अनगिनत परिवार, कई माता-पिता, विद्यार्थी, और यहाँ तक कि पूर्व में असफल रहे लोग भी अपने घर में एक डॉक्टर होने का सपना अपनी आँखों में बसाए हुए थे।

और मैं भी किसी विशेष सुविधाओं वाले परिवार में पैदा नहीं हुआ था। उन दिनों, मेरे पास न तो निजी ट्यूटर (होम ट्यूटर) थे और न ही आस-पास वे प्रतिष्ठित कोचिंग संस्थान, जो छात्रों को प्री-मेडिकल और प्री-इंजीनियरिंग परीक्षाओं के लिए तैयार करते हैं। मेरे पास अगर कुछ था, तो वह था निरंतर परिश्रम और एक अटूट विश्वास। मेरे पास सफलता का कोई रोडमैप नहीं था – बस एक सपना (दृढ़ संकल्प) था जो मेरी हर साँस में बसा हुआ था: उपचार करना है, सेवा करना है, डॉक्टर बनना है।

उस सपने के पीछे कठिनाइयों का एक लंबा इतिहास था। बर्तन रखने की अलमारियाँ साफ़ करने से लेकर स्कूल के बाद ट्यूशन पढ़ाने तक, किताब खरीदने के लिए मीलों पैदल चलने से लेकर पैसों की कमी के कारण ठुकराए जाने तक – मैंने संघर्ष का हर अध्याय जी लिया था, बहुत पहले, जब मेरे हाथों में पहली बार स्टेथोस्कोप आया भी नहीं था।

लेकिन फिर भी, हर मुश्किल और हर संघर्ष के बावजूद एक सच मेरे भीतर सदा जगमगाता रहा: मेरे भीतर की तीव्रता, दुनिया के बाहरी शोर से कहीं ज्यादा शक्तिशाली थी।

हर रात सोने से पहले मैं अपनी आँखे बंद करता और स्वयं को सफेद कोट (Apron) पहने हुए देखता था। और हर सुबह 4 बजे उठकर मन ही मन खुद से कहता –

'मुझे डॉक्टर बनना है और मैं बनकर रहूँगा।'

वही एक संकल्प मेरे जीवन का दिशा-सूचक बन गया, जिसने संदेह, कर्ज़ और निराशा के हर तूफ़ान में मुझे रास्ता दिखाया।

जब मुझे आखिरकार एमजीएम मेडिकल कॉलेज, इंदौर में प्रवेश मिला, तो उस प्रवेश के लिए दिया जाने वाला प्रवेश-पत्र इस बात का प्रमाण था कि सच्चा विश्वास, भाग्य से भी अधिक दमकता है।

लेकिन जीवन ने मुझे सिखाना अभी बंद नहीं किया था। सफेद कोट (Apron) सिर्फ प्रतिष्ठा लेकर नहीं आया था; वह अपने साथ एक उद्देश्य, कई पीड़ा और बहुत से दबाव भी लेकर आया था। मेडिकल कॉलेज के वर्षों में – अनगिनत जागी हुई रातें, कठिन सर्जरी के अनुभव, और भावनात्मक उतार-चढ़ाव इन सबसे मैंने एक गहरी बात समझी: चिकित्सा केवल दूसरों का उपचार करने का नाम नहीं है, यह स्वयं को भी भीतर से ठीक करने की यात्रा है।

समय के साथ-साथ मैंने एक सच्चाई का सामना किया, जो भीतर तक हिला देने वाली थी। प्रतिभावान, समर्पित और संवेदनशील उत्कृष्ट डॉक्टर भी संघर्ष कर रहे थे – इसलिए नहीं कि उनमें कौशल की कमी थी, बल्कि इसलिए कि उनके जीवन में संतुलन की कमी थी।

वे बिना रुके सेवा में लगे रहे, पर उनका अपना मन बेचैन रहा। वे लोगों का उपचार करते रहे, पर अपने भीतर के अनदेखे घावों को ढोते रहे।

उसी अनुभूति ने ही इस पुस्तक के जन्म की नींव रखी।

'डॉक्टर मैग्नेट' केवल मेरी आत्मकथा नहीं है, बल्कि यह एक विचारधारा है। एक साधारण चिकित्सक से सोच (मानसिकता) का चिकित्सक बनने का रूपांतरण है। यह केवल मेहनत करके जीवित रहने वाले पेशेवर से आगे बढ़कर, उद्देश्यपूर्ण और समृद्ध जीवन जीने वाले दूरदर्शी बनने की यात्रा है।

चिकित्सा निस्संदेह एक श्रेष्ठ और सम्मानित कार्य है, पर श्रेष्ठता का मतलब यह नहीं कि आप अपने सपनों की अनदेखी करें। धन कमाना गलत कार्य नहीं है। उद्देश्यपूर्ण जीवन जीना अभाव में जीना नहीं है।

जब आपका कौशल, आपका व्यवस्था तंत्र और आपकी आत्मा एक दिशा में कार्यरत हो जाते हैं, तब आप केवल अपना करियर नहीं बना रहे होते हैं – तब आप अपनी पहचान और अपनी विरासत रच रहे होते हैं।

यह पुस्तक –

- ✓ उन विद्यार्थियों के लिए समर्पित है जो देर रात तक मेहनत करते हैं और मन ही मन सोचते हैं कि क्या उनके त्याग सच में मायने रखते हैं।
- ✓ हर उस युवा चिकित्सक के नाम, जो कर्ज़ के बोझ, लगातार थकान या एक बेहतर जीवन की इच्छा में भीतर ही भीतर संघर्ष कर रहा है।
- ✓ यह उन हर कर्मयोगियों (पेशेवर) के लिए है, जिनमें प्रतिभा और लगन तो है, पर सफलता तक पहुँचने की स्पष्ट रणनीति अभी अधूरी है।

इस पुस्तक में आप मेरे अनुभवों और कई अन्य 'डॉक्टर मैग्नेट' की प्रेरक कहानियों के माध्यम से उन आदतों, सोच (मानसिकताओं) और व्यवहारिक कदमों को जानेंगे, जो एक साधारण चिकित्सक को एक असाधारण नेतृत्वकर्ता में रूपांतरित कर देते हैं।

वे, जो जीवन की रक्षा करने के साथ-साथ उन्हें नई दिशा और नया अर्थ भी देते हैं।

आप जानेंगे कि किस प्रकार अटूट विश्वास लक्ष्य पर केंद्रित रहने की शक्ति बनता है, कृतज्ञता कैसे निरंतर विकास की नीव बनती है, और अनुशासन कैसे जीवन में वास्तविक स्वतंत्रता को जन्म देता है।

इसमें आपको संवेदनशील और दयालु चिकित्सकों की मार्मिक स्मृतियाँ भी पढ़ने को मिलेंगी।

और जब आप इस पुस्तक का अंतिम पृष्ठ बंद करेंगे, तो आप सिर्फ प्रेरणा से भरे नहीं होंगे – आप स्वयं को बदला हुआ महसूस करेंगे।

यह सिर्फ एक कथा नहीं, बल्कि एक सशक्त रणनीति है।

यह स्टेथोस्कोप से सोच और नेतृत्व की रणनीति तक का सफर है।

'डॉक्टर मैग्नेट' में आपका हार्दिक स्वागत है।

इस पृष्ठ के बाद से आप केवल एक पुस्तक नहीं पढ़ रहे होंगे – आप अपने जीवन के नए अध्याय और परिवर्तन की ओर कदम बढ़ा रहे होंगे।

भाग 01:
स्टेथोस्कोप के पीछे का संघर्ष

यह पुस्तक केवल मेरी कहानी नहीं बताती है – यह उन अनगिनत डॉक्टरों की कहानी की यात्रा को दर्शाती है, जो साधारण परिस्थितियों से उठे, जिन्होंने भारी दबाव, संसाधनों की कमी, भाषा की बाधाएँ और व्यक्तिगत संघर्षों का सामना किया, फिर भी कभी हार नहीं मानी। वे विशेष सुविधाओं के साथ पैदा नहीं हुए थे, बल्कि एक उद्देश्य के साथ जन्मे थे। आने वाले अध्यायों में हम केवल अनुभव साझा नहीं करेंगे, बल्कि एक स्पष्ट मार्ग भी समझेंगे। आप सीखेंगे कि अपनी क्लिनिकल प्रैक्टिस कैसे शुरू करें, समाज में विश्वास कैसे बनाएं, नैतिक और स्थायी तरीके से आगे कैसे बढ़ें, और एक साधारण डॉक्टर से "डॉक्टर मैग्नेट" कैसे बनें।

2

सफेद कोट के सपने और धूल भरी शुरुआत

बचपन, छोटे शहर की पृष्ठभूमि और मन में उठती शुरूआती दौर की महत्वाकांक्षाओं की चिंगारीयाँ। कठिन परिस्थितियों के बीच भी स्वयं पर अटूट विश्वास, संसाधनों के अभाव में भी अपने दम पर शुरुआत करने का साहस।

"जहाँ हैं, वहीं से शुरुआत करें। जो आपके पास है, उसका उपयोग करें। और जो आप कर सकते हैं, वह पूरी निष्ठा से करें।"

– **आर्थर ऐश**

"हज़ारों मील की यात्रा भी एक छोटे से कदम से शुरू होती है।"

– **लाओ त्ज़ु**

"मेरे पास बहुत कुछ नहीं था, लेकिन मेरे पास एक सपना था– और शुरुआत करने के लिए वही एक सपना काफी था।"

हर सफलता की कहानी कहीं न कहीं से शुरू होती है। मेरी कहानी की शुरुआत कठिनाइयों और अनिश्चितताओं से भरी तंग गलियों में हुई – एक बेचैन, जिज्ञासु मन के भीतर, आठवीं कक्षा के उस लड़के के दिल में, जो सपने तो बड़े देखता था, लेकिन उसके आसपास की दुनिया उसे कुछ और ही कह रही थी। मैं उन लोगों में से नहीं था जो मुंह में चाँदी का चम्मच लेकर पैदा होते हैं याने मुझे जन्म से कोई विशेष सुविधा या संपन्नता प्राप्त नहीं थी, न ही मुझे बेहतरीन कोचिंग की सुविधा थी और न ही कोई तय रास्ता (रोड मैप) मिला था।

यह एक बिल्कुल सच्चा और मासूम सपना था – जो किसी दिखावे या चमक-दमक से नहीं, बल्कि लोगों को स्वस्थ बनाने की गहरी इच्छा से जन्मा था। लेकिन जैसे ही इस सपने ने आकार लेना शुरू किया, लोगों

ने उस सपने को कमजोर करने या उस पर संदेह पैदा (धुंधला) करने की कोशिश की।

जिस किसी ने भी कभी मेडिकल प्रवेश परीक्षा की तैयारी की है, वह इस भावना को भली-भांति जानता है – आपके आसपास का हर व्यक्ति आपको डराने की कोशिश करता है। एक बायोलॉजी छात्र के रूप में आपको बार-बार यह सुनने को मिलता है कि यदि प्री-मेडिकल परीक्षा में चयन नहीं हुआ, तो जीवन ख़त्म समझो और आगे भविष्य अंधकारमय हो जाएगा। इसी निरंतर भय और नकारात्मक बातों के कारण अधिकांश अभ्यर्थी (candidate) अपनी तैयारी शुरू करने से पहले ही मन से हार मान लेते हैं। वे पूरी लगन से प्रयास करने के बजाय आधे-अधूरे मन से पढ़ाई करते हैं – मानो वे असफलता से नहीं, बल्कि डर से पहले ही पराजित हो चुके हों।

शुरुआत से ही हमारे आसपास के लोग रिश्तेदार, पड़ोसी, यहाँ तक कि कुछ शिक्षक भी – हमें यह चेतावनी देते थे कि डॉक्टर बनना कोई साधारण सपना नहीं है; इसके लिए बहुत अधिक धन की आवश्यकता होगी। "तुम्हारा परिवार इसका खर्च कैसे उठाएगा?" वे अक्सर कम चिंता और अधिक संदेह भरे स्वर में पूछते। "ऐसे सपने तो केवल अमीर लोग ही देख सकते हैं।" वे कहते थे कि हमें "व्यावहारिक" सोचना चाहिए, अपने हालात के अनुसार सपनों की सीमा तय करनी चाहिए। लेकिन मेरे भीतर, कहीं एक निर्णय लिया जा चुका था। मन ने चुपचाप यह स्वीकार कर लिया था कि राह कठिन होगी, पर मंज़िल बदली नहीं जाएगी।

"जब लक्ष्य स्पष्ट हो, तब शोर नहीं प्रयास सुनाई देते हैं।"

धीरे-धीरे मैंने आसपास के शोर को अनसुना करना सीख लिया, लोगों की राय, उनके संदेह, उनका हतोत्साह मैंने सबको पीछे छोड़ दिया और फिर मेरा ध्यान केवल एक ही चीज़ पर केंद्रित हो गया: पढ़ाई।

पूर्व अनुभव : अंधेरे में रौशनी की तलाश

स्कूल में मैं एक साधारण, औसत छात्र था, लेकिन मेरे भीतर कुछ ऐसा था जो शांत नहीं रहता था – एक बैचेनी, एक तड़प, एक आग जो सीमाओं से ऊपर उठना चाहती थी। मेरा परिवार मुझसे बहुत प्रेम करता था, लेकिन वह हमेशा मेरे चिकित्सक बनने के ऊँचे और महंगे सपने का साथ देने में सक्षम नहीं था। आर्थिक संघर्ष मानो मेरा स्थायी साथी था। अक्सर मुझे अपने ही मन को समझाना पड़ता था कि कुछ इच्छाएँ अभी पूरी नहीं हो सकतीं – जैसे महंगी कोचिंग में दाखिला लेना या नई किताबें खरीदना।

लेकिन कई बार जब संसाधनों की कमी होती है, तो उसकी भरपाई के रूप में जीवन आपको लचीलापन (दृढ़ता और सहनशक्ति) दे देता है।

नौवीं कक्षा की परीक्षा समाप्त होते ही मैंने एक क्रॉकरी की दुकान पर काम शुरू कर दिया – यह मेरा शौक नहीं था, बल्कि अपनी पढ़ाई और जीवन-यापन का खर्च उठाने के लिए एक आवश्यक कदम था।

हर दिन मैं तीन से चार किलोमीटर पैदल चलकर दुकान तक पहुँचता था। सुबह सबसे पहले पहुंचकर मैं शटर उठाता, फिर काँच की अलमारियाँ, दरवाज़े, रैक और मेज़ें साफ करता, फर्श पर झाड़-पोछा लगाता। वहाँ रखी क्रॉकरी बेहद आलीशान थी – ऐसी चीज़ें, जिन्हें मैंने पहले कभी अपने जीवन में देखा भी नहीं था।

दुकान पर कई ग्राहक आते थे, उनमें से कुछ मेरे अपने स्कूल के सहपाठी भी होते थे। शुरुआत में मुझे बहुत झिझक होती थी। जब वे आराम से दुकान में सामान देखते हुए घूमते, और मैं सफाई कर्मचारी की तरह काम करता दिखाई देता, तो मन में हल्की-सी शर्म और संकोच भर जाता था। लेकिन समय के साथ वह काम मेरी दिनचर्या का हिस्सा बन गया था। जो झिझक पहले हर कदम पर साथ चलती थी, वह अब कहीं पीछे छूट चुकी थी।

सबसे महत्वपूर्ण बात यह है कि भले ही यह कोई बहुत बड़ी उपलब्धि न लगे, लेकिन वहीं मैंने जीवन का एक अनमोल पाठ सीखा: मैंने सीखा

कि लोगों से कैसे व्यवहार किया जाता है, कैसे विनम्र रहा जाता है और ज़मीन से जुड़े रहकर काम किया जाता है, कैसे अपने उद्देश्य पर अडिग होकर ध्यान केंद्रित रखा जाता है और घंटों खड़े रहकर काम करना केवल शारीरिक अभ्यास नहीं, बल्कि धैर्य और अनुशासन की परीक्षा है। सबसे बढ़कर, मैंने समझा कि हर काम में गरिमा होती है – चाहे वह कितना भी छोटा क्यों न लगे। इन अनुभवों ने जीवन को देखने और समझने की मेरी दृष्टि को गहरा कर दिया।

मेरा भाई पास की ही एक मेडिकल की दुकान में काम करता था। अक्सर वहाँ डॉक्टरों का आना-जाना लगा रहता था, और मैं उन्हें बड़े ध्यान से देखा करता था। उस समय मुझे यह भी नहीं पता था कि फार्मासिस्ट और डॉक्टर में क्या अंतर होता है। मैं कई बार उस फार्मासिस्ट (दुकान के मालिक) से पूछता था कि डॉक्टर कैसे बनते हैं। वह हर बार मुझे अनसुना कर देता। उसकी अनदेखी मुझे भीतर तक चुभती थी। लेकिन उसी चुभन ने मेरे भीतर एक नई जिज्ञासा जगा दी।

यह उस छोटे शहर की सच्चाई थी – न कोई कोचिंग संस्थान था, न कोई मार्गदर्शक, न किसी प्रकार का प्रतिस्पर्धी परीक्षाओं की तैयारी का कोई माहौल। न ही बड़ी लाइब्रेरी, न करियर सेमिनार, न कोई यह बताने वाला कि आगे बढ़ने का सही रास्ता क्या है। मुझे तो यह भी नहीं पता था कि होम्योपैथी, एलोपैथी और आयुर्वेद में क्या अंतर होता है। हमारे पास ऐसे वरिष्ठ भी नहीं थे जो सही दिशा का मार्गदर्शन कर सकें, हम अंधेरे में थे – पर मैंने अपने कदम रुकने नहीं दिए।

एक दिन एक शादी में मेरी मुलाकात मेरे दूर के एक मामा से हुई। उन्होंने मेडिकल प्रवेश परीक्षा पास कर ली थी और वे BHMS की पढ़ाई कर रहे थे। मैंने उत्सुकता से उनसे पूछा कि उन्होंने तैयारी कैसे की। उन्होंने हल्की-सी मुस्कान दी और बिना कुछ बताए आगे बढ़ गए। मेरे लिए एक और दरवाज़ा बंद हो गया था – लेकिन मेरे भीतर की जिज्ञासा की भूख और बढ़ गई थी।

मैं जिस क्रॉकरी की दुकान में काम करता था उसके मालिक का भाई, जो एक लैब टेक्नीशियन था, एक दिन उसने मुझसे पूछा कि दसवीं के बाद मैं कौन-सा विषय चुन रहा हूँ। जब मैंने उनसे कहा कि मैं बायोलॉजी विषय लूँगा, तो वे हँस पड़े। उन्होंने तिरस्कार भरे स्वर में कहा, "मैहर शहर से कोई भी विद्यार्थी PMT की परीक्षा में चयनित नहीं होता। तुम अपना समय बरबाद मत करो – मैथ्स विषय ले लो। आगे चलकर यहीं शहर में कोचिंग भी शुरू करोगे तो कमाने लगोगे।" उनके शब्दों में हतोत्साह था, तिरस्कार था, और एक सीमित सोच की दीवार थी। लेकिन मैंने उसकी बात नहीं सुनी।

आख़िरकार, मैंने अपनी पढ़ाई पर पूरा ध्यान देने के लिए क्रॉकरी की दुकान छोड़ दी। खर्च चलाने के लिए मैंने ट्यूशन पढ़ाना शुरू किया – मैं आसपास के विद्यार्थियों को मुख्यतः बायोलॉजी और गणित के विषय में ट्यूशन पढ़ाने लगा। दरअसल, एक शिक्षक के रूप में मेरी यात्रा तो बहुत पहले ही शुरू हो चुकी थी। आठवीं कक्षा में ही मैंने तीसरी कक्षा के एक छात्र को पढ़ाकर 30 रुपये कमाए थे। मैं अपने सहपाठियों की भी मदद करता था, खासकर उन साथियों की जो गणित में कमजोर थे।

ट्यूशन पढ़ाने से मुझे केवल आर्थिक सहारा ही नहीं मिला, बल्कि ट्यूशन पढ़ाने से मेरा बौद्धिक विकास भी हुआ। हर बार जब मैं किसी और को कोई विषय समझाता था, तो वह विषय मुझे स्वयं और गहराई से समझ में आता था। ज्ञान जैसे भीतर उतरता चला जाता था। इस प्रक्रिया ने मुझे अधिक आत्मविश्वासी बनाया, मेरी अभिव्यक्ति को प्रभावशाली बनाया। मेरे सिद्धांत स्पष्ट होते गए और और उसी के साथ मेरी दृष्टि भी और व्यापक होती चली गई।

ट्यूशन पढ़ाने के साथ-साथ मैं मोहल्ले में होने वाली कथाओं (हिंदू आध्यात्मिक कथा-वाचन) में भी भाग लेने लगा। धार्मिक आयोजनों में संस्कृत के श्लोकों का पाठ करना मेरे लिए केवल श्रद्धा का विषय नहीं था, वह आजीविका का एक साधन भी बन गया था। उन मंत्रोच्चारों में मुझे दोहरी शक्ति मिलती थी, एक आर्थिक सहारा और दूसरी भीतर से

मिलने वाली आत्मिक ऊर्जा। भक्ति और अनुशासन से भरी मेरी आवाज, जब पूजा में गूँजती थी, तो वही स्वर मेरे जीवन के सबसे कठिन दिनों में मेरा सहारा बन जाते थे।

मेरी अपनी बहन ने भी कभी डॉक्टर बनने का सपना देखा था। उसने ग्यारहवीं कक्षा में बायोलॉजी विषय लिया था, पूरे दृढ़ निश्चय के साथ कि वह चिकित्सा के क्षेत्र में आगे बढ़ेगी। लेकिन हमारे मामाओं, ननिहाल के पारिवारिक दबाव और यहाँ तक कि मेरी मौसियों के आग्रह के कारण उसे अपना विषय बदलकर होम साइंस लेना पड़ा। उसका सपना असफलता से नहीं टूटा था – वह तो समर्थन की कमी के कारण चुपचाप दफ़न हो गया था।

अपनी बहन के सपनों को धीरे-धीरे मुरझाते देख मेरे भीतर एक आग जल उठी। उसका त्याग मेरे लिए एक मौन प्रेरणा बन गया। मैं जो भी अध्याय पढ़ता, जो भी संघर्ष झेलता, उसमें केवल अपना ही नहीं, हम दोनों के सपनों का भार साथ लिए चलता था। मैंने मन ही मन संकल्प कर लिया था – मेरे सपने भी मेरी बहन के सपनों की तरह कुचले नहीं जाएँगे।

चूँकि विवेकानंद हाइयर सेकेंडरी स्कूल, मैहर में विज्ञान संकाय नहीं था, इसलिए ग्यारहवीं कक्षा के लिए मुझे गवर्नमेंट बॉयज (शासकीय बालक उच्चतर माध्यमिक विद्यालय (GBHSS)) स्कूल में प्रवेश लेना पड़ा। वहाँ मुझे कुछ अनमोल मिला ऐसे शिक्षक, जिन्होंने मुझ पर विश्वास किया। उन्होंने मुझे मेरी क्षमताओं का एहसास कराया और हर संभव तरीके से मेरा साथ दिया। ग्यारहवीं और बारहवीं का परीक्षा शुल्क तक मुझे स्वयं नहीं भरना पड़ा; रंजना श्रीवास्तव मेडम ने मेरे लिए वह शुल्क अपनी ओर से जमा किया था।

कविता मेडम ने मुझे गर्मी की पूरी छुट्टियों में मन लगाकर पढ़ाई करने के लिए प्रेरित किया। बारहवीं के पहले ही दिन उन्होंने मुझसे एक वादा लिया – "तुम्हें मैहर शहर में टॉप करना है और PMT में चयन भी पाना है।" उनका यह विश्वास भरा वाक्य मेरे भीतर एक ज्वाला बनकर

जल उठा। वह सिर्फ़ एक वादा नहीं था - वह मेरी दिशा, मेरा लक्ष्य और मेरी अग्नि बन गया।

मैं सचमुच सौभाग्यशाली था कि मुझे ऐसे शिक्षक मिले, जिन्होंने कई बार मुझसे भी अधिक मुझ पर विश्वास किया। स्कूल के दिनों में कुछ शिक्षकों ने मेरी क्षमता को पहचाना और यह जिम्मेदारी स्वयं ले ली कि मुझे हर संभव अवसर मिले। उन्होंने मुझे अतिरिक्त ट्यूशन कक्षाओं में भेजा – मैंने यह उनसे माँगा भी नहीं था, लेकिन वे स्वयं चाहते थे कि मेरी तैयारी पहले से बेहतर तथा अधिक प्रभावी हो। सबसे भावुक करने वाली बात यह थी कि उन्होंने मुझसे कभी एक भी रुपया नहीं लिया। वह केवल शिक्षा नहीं थी – वह निस्वार्थ विश्वास और सच्चे मार्गदर्शन का आशीर्वाद था।

लेकिन वह समय केवल प्रेरणा से भरा हुआ नहीं था। ग्यारहवीं और बारहवीं के दौरान, जब मैं डॉक्टर बनने के अपने सपने को संजो रहा था, तभी एक दिन गणित संकाय से जुड़े मेरे एक शिक्षक ने मुझसे कहा – "तुम जैसे होनहार विद्यार्थी को बायोलॉजी की बजाय गणित विषय का चुनाव करना चाहिए था।" मैहर शहर से हर साल कई विद्यार्थी चयन के सपने लेकर कोटा जाते हैं। लेकिन उनमें से अधिकांश खाली हाथ लौट आते हैं और अंततः बी.एससी. में प्रवेश ले लेते हैं – जो अक्सर करियर बनाने में अधिक सहायक सिद्ध नहीं होता। उन्होंने यह भी कहा कि "अगर तुमने गणित विषय का चुनाव किया होता, तो कम से कम बी.ई. के लिए किसी अच्छे सरकारी इंजीनियरिंग कॉलेज में प्रवेश तो मिल सकता था।"

उनकी बात मुझे कहीं चुभ गई। वह केवल एक टिप्पणी नहीं थी, वह संदेह का एक बीज था, जिसे उस व्यक्ति ने बोया था, जिनका मैं आदर करता था। लेकिन हमेशा की तरह मैंने बाहरी आवाज़ों को अपने निर्णय पर हावी नहीं होने दिया। मैं उस समय भी अपने अटल संकल्प की मौन शक्ति पर विश्वास करता था। जब दुनिया ऊँची आवाज़ में आँकड़ों की दुहाई दे रही थी, तब भी मैंने अपने दिल की धीमी फुसफुसाहट का ही अनुसरण किया।

"अगर तुम्हारे भीतर कोई आवाज़ उठे जो कहे– 'तुम चित्र नहीं बना सकते', तो हर परिस्थिति में तुम चित्र बनाते रहो और देखना, वही आवाज़ एक दिन स्वतः मौन हो जाएगी।"

– विन्सेंट वैन गॉघ (Vincent Van Gogh)

आज जब मैं पीछे मुड़कर देखता हूँ तो समझ आता है – बाहरी शोर को अनसुना करना आज के युवाओं के लिए पहले से कहीं अधिक कठिन हो गया है। सभी शिक्षकों, मार्गदर्शकों और बड़ों से मेरी एक विनम्र प्रार्थना है: कृपया विद्यार्थियों को नकारात्मक भविष्यवाणियों से हतोत्साहित न करें। आपके शब्दों में गहरा प्रभाव होता है। उन्हें सीमाएँ खड़ी करने के लिए नहीं, बल्कि पंख देने के लिए इस्तेमाल कीजिए। भ्रम नहीं, साहस जगाइए। युवाओं को अपनी कहानियाँ स्वयं गढ़ने दीजिए – ऐसी कहानियाँ, जो किसी डर या भय की छाया से डगमगाएँ नहीं।

मुझे आज भी स्पष्ट रूप से याद है कि मैं हमारे शहर के प्रतिष्ठित शिक्षकों श्री रामगोपाल द्विवेदी और श्री गणेश अग्रवाल द्वारा आयोजित मासिक परीक्षाओं में नियमित रूप से शामिल होता था। वे परीक्षाएँ मेरे लिए केवल टेस्ट मात्र नहीं थीं, बल्कि एक निजी पैमाना बन गई थीं जो यह जानने का माध्यम थीं कि मेरी तैयारी किस स्तर पर है तथा मुझे अभी कितना और परिश्रम करना है। समय के साथ मेरे परिणामों में भी प्रगति होने लगी। हर परीक्षा के साथ मेरा आत्मविश्वास और मजबूत होता गया। और फिर भीतर से एक शांत स्वर फुसफुसाने लगा – "हाँ, तुम मैहर शहर में टॉप कर सकते हो। तुम मध्यप्रदेश राज्य में भी शीर्ष स्थान प्राप्त कर सकते हो।"

फिर बोर्ड परीक्षाओं का समय आया। बारहवीं की भौतिकी की परीक्षा के लिए मैंने कोई कसर नहीं छोड़ी थी। मैंने हर उत्तर पूरी स्पष्टता और आत्मविश्वास के साथ लिखा। मुझे पूरा विश्वास था कि मुझे शत-प्रतिशत (पूरे 100 में 100) अंक मिलेंगे। लेकिन जीवन का अपना तरीका होता है हमें विनम्र बनाने (ज़मीन से जुड़े रहना सिखाने) का, वह बिना

शोर किए, पर पूरी निश्चितता के साथ हमें वास्तविकता से परिचित करा देता है।

जिस दिन मैंने भौतिकी का पेपर दिया था उसी दिन, परीक्षा देकर घर लौटने के बाद, मेरे भौतिकी के शिक्षक गणेश मेरे घर पर आए। उन्होंने मुझसे कहा कि मैं उन्हें परीक्षा में लिखे उत्तर एक-एक करके समझाऊँ। मैं पूरे आत्मविश्वास और गर्व के साथ हर उत्तर सुनाता गया। लेकिन जब हम एक विशेष प्रश्न पर पहुँचे, तो मेरी ज़ुबान लड़खड़ा गई। मेरा दिल जैसे बैठ-सा गया हो, मैंने वह एक प्रश्न परीक्षा में पूरी तरह छोड़ दिया था। गलती छोटी थी, पर उसका प्रभाव बहुत गहरा होने वाला था। उस एक क्षण ने मुझे वह सीख दी, जिसे मैं आज तक अपने साथ लेकर चलता हूँ, चाहे आपको कितना ही क्यों न लगे कि आप बहुत अच्छा कर रहे हैं, लेकिन सदा ज़मीन से जुड़े रहना चाहिए। चाहे बड़ी सफलता मिले या छोटी गलती हो – न धैर्य खोइए, और न ही अत्यधिक उत्साह में संतुलन खो बैठिए।

मुझे आज भी बारहवीं की परीक्षा के तुरंत बाद का वह क्षण याद है, जब मैंने एम.पी. पीएमटी (M.P. PMT) की परीक्षा दी और परीक्षा केंद्र से बाहर आते ही हमारे शहर के एक परिचित व्यक्ति ने मुझसे पूछ लिया, "तुम्हारी AIPMT की परीक्षा कैसी रही? इस साल तुम्हारा चयन संभव है – तुम विद्यालय में श्रेष्ठ छात्रों में से एक रहे हो और मैहर शहर में तीसरे स्थान पर भी आए थे।" मैंने उन्हें हैरानी पूर्वक देखा। "AIPMT क्या होता है?" मैंने बिल्कुल सच्चाई से पूछा। वे आश्चर्यचकित रह गए और उन्होंने कहा – "तुम्हें पता नहीं? वह परीक्षा तो हो भी चुकी है। अब अगली परीक्षा एक साल बाद होगी।"

उस क्षण ने मेरे मन पर ऐसा आघात किया जिसने मुझे भीतर तक झकझोर दिया। मैंने देश की सबसे महत्वपूर्ण प्रवेश परीक्षाओं में से एक को सिर्फ इसलिए खो दिया था, क्योंकि उसके बारे में न किसी ने मेरा मार्गदर्शन किया था, न किसी ने सही समय पर मुझे कोई जानकारी दी थी। यह एक कठोर सच्चाई थी, जिसने मुझे एक गहरी चोट दी। छोटे

शहरों में हम प्रतिभा में पीछे नहीं होते लेकिन हम पीछे रह जाते हैं तो केवल अवसरों की सही जानकारी और सही मार्गदर्शन के आभाव में।

वे साधारण लगने वाले छोटे-छोटे पल – एक भूला हुआ उत्तर, बिना शुल्क की ट्यूशन की कक्षा, एक साधारण मासिक परीक्षा – पहली नज़र में विशेष नहीं प्रतीत होते। लेकिन यही अनुभव उस व्यक्ति की सोच को गढ़ते हैं, जो अपने से कहीं बड़े लक्ष्य की तैयारी कर रहा होता है। इन्हीं पलों ने मेरे भीतर विनम्रता, निरंतर परिश्रम और भावनात्मक संतुलन की भावना विकसित की – वही गुण, जिन्होंने आगे चलकर जीवन की और भी जटिल चुनौतियों का सामना करने में मेरी सहायता की।

3

कोटा की कठिन राह – विश्वास के साथ बाधाओं को तोड़ते हुए

विपरीत परिस्थितियों में भी धैर्य, नियति और दयालुता की भूमिका।

जैसा कि **Paulo Coelho** ने अपनी पुस्तक **The Alchemist** में लिखा है:

"जब आपकी चाहत सच्ची होती है, तो संपूर्ण ब्रह्मांड उसे पूरा करने में आपकी सहायता करने लगता है।"

"महानता इस बात में नहीं कि हम कभी असफल न हों, बल्कि इस बात में है कि हर असफलता के बाद हम दोबारा खड़े हो जाएँ।" – **कन्फ्यूशियस**

मेरी शुरुआती तैयारी के दिनों में एक गहरी चाहत मेरे भीतर लगातार जीवित थी। मेरे मन में एक दृढ़ विश्वास था: "अगर मुझे केवल ALLEN का स्टडी मटेरियल भी मिल जाए, तो मेरा चयन निश्चित है।" यह विचार धीरे-धीरे इतना मजबूत हो गया कि वह मुझे अपने भविष्य का ताला खोलने वाली चाबी जैसा लगने लगा। मैंने उन सभी सीनियर्स तक पहुँचने की कोशिश की, जिन्होंने Allen में पढ़ाई की थी। मैंने उनसे संपर्क करने की हर संभव कोशिश की, यहाँ तक कि व्यक्तिगत रूप से भी विनम्र निवेदन किया। लेकिन हर बार मुझे वही एक जवाब मिला – *"माफ़ करना, वह सामग्री मैंने पहले ही किसी और को दे दी है।"*

उन्हीं सीनियर्स में से एक जो बहुत होनहार लड़की थी, जिसका उसी साल चयन हो गया था और आज वह एक सफल प्रसूति एवं स्त्रीरोग विशेषज्ञ है। उसने एक बार मुझसे वादा किया था कि वह अपने नोट्स मुझे दे देगी। जब उसने कहा, *"तुम कल सुबह आकर* स्टडी मटेरियल *ले जाना,"* तो मेरे भीतर उम्मीद की एक नई किरण जाग गई। उस रात मुझे नींद ही नहीं आई। मैं बार-बार यही सोचता रहा कि शायद अब

मेरी किस्मत बदलने वाली है, शायद यही वह मौका है जिसका मैं इंतज़ार कर रहा था। लेकिन अगली सुबह जब मैं उसके घर पहुँचा, तो उसने सहजता से कहा, *"अरे... मैंने तो वह अपने दोस्त को दे दिए।"*

उस पल ने मुझे भीतर से पूरी तरह तोड़ दिया। ऐसा लगा जैसे PMT में चयन का मेरा सपना एक बार फिर धूमिल हो गया हो। मेरा मन भारी हो गया – और सच कहूँ तो निराशा, उदासी और गहरी पीड़ा ने मुझे घेर लिया था। लेकिन आज जब मैं पीछे मुड़कर देखता हूँ, तो एक अद्‌भुत बात समझ में आती है – भले ही मुझे वे नोट्स नहीं मिले थे, पर उन्हें पाने की मेरी तीव्र इच्छा कभी कम नहीं हुई थी। वह चाहत इतनी गहरी और सशक्त थी कि उसने मुझे रुकने नहीं दिया। उस समय मुझे इसका एहसास नहीं था, लेकिन आज समझ में आता है कि **The Secret** पुस्तक की मूल भावना सच है – जिस चीज़ को आप सच्चे विश्वास और निरंतर प्रयास के साथ चाहते हैं, वह अंततः किसी न किसी रूप में आपकी ज़िंदगी में पहुँचने की रह बना ही लेती है। मैं इतना दृढ़ निश्चयी था कि एक दिन जबलपुर के चोर बाज़ार तक चला गया – इस उम्मीद में कि शायद वहाँ मुझे ALLEN का सेकेंड-हैंड स्टडी मटेरियल मिल जाए। मैं हदों के पार भी जाने को तैयार था। वह इच्छा... वह आग... कभी बुझी ही नहीं। हर निराशा के बाद भी वह भीतर जलती रही। और शायद सच में मायने भी यही रखता है – सिर्फ सामग्री नहीं, बल्कि मन की दृढ़ता।

आगे इस पुस्तक में आप विस्तार से पढ़ेंगे कि **The Secret** का सच मेरे जीवन में किस तरह साकार हुआ – और कैसे इस ब्रह्मांड ने रहस्यमय तरीके से मेरी पुकार का उत्तर दिया।

बारहवीं के बाद मैंने ठान लिया था कि मुझे प्री-मेडिकल परीक्षा हर हाल में उत्तीर्ण करनी है। लेकिन केवल दृढ़ निश्चय ही पर्याप्त नहीं था। मेरे पास न कोई ठोस रणनीति थी, न स्पष्ट दिशा, और न ही सही मार्गदर्शन देने वाला कोई सच्चा मार्गदर्शक (मेंटर)। फिर भी मैंने घर से ही शुरुआत की। पुरानी, सेकेंड-हैंड MCQ किताबें खरीदीं, और जो

थोड़ा-बहुत अध्ययन-सामग्री सीनियर्स से मिल पाती थी, उसी के सहारे अपनी तैयारी को आगे बढ़ाने लगा।

इस यात्रा में मैं अपने एक ऐसे सीनियर ऋषि भैया का उल्लेख करना अपना सौभाग्य मानता हूँ, जिन्होंने मेरी तैयारी की दिशा ही बदल दी। वे अपने समय में मैहर शहर में टॉपर रहे थे। यद्यपि उन्होंने चिकित्सा क्षेत्र में करियर नहीं बनाया, लेकिन उनकी ईमानदारी, स्पष्टता और मार्गदर्शन मेरे लिए अमूल्य बन गया। उन्होंने मुझे एक बड़े भाई की तरह संभाला और बताया कि क्या पढ़ना चाहिए, क्या नहीं पढ़ना चाहिए, किस विषय पर अधिक ध्यान देना है और सबसे महत्वपूर्ण - कैसे स्मार्ट तरीके से सोचना है।

उन्होंने मुझे नीले रंग की बायोलॉजी की एक MCQ पुस्तक मेरे हाथों में दी और वह मेरे लिए मानो मेरी भगवत गीता बन गई। मैंने उसे पूरे समर्पण के साथ हल करना शुरू किया। हर प्रश्न केवल एक सवाल नहीं था, बल्कि मेरे सपने की ओर बढ़ाया गया एक कदम था। उन्होंने यह भी सलाह दी कि मैं एम.पी. बोर्ड की पाठ्यपुस्तकों के हर अध्याय के अंत में दिए गए MCQs पर विशेष ध्यान दूँ। उस समय यह एक साधारण सलाह लगी थी, लेकिन आगे चलकर वही अभ्यास मेरी सफलता की मजबूत नींव बन गया।

वर्षों बाद ऋषि भैया ने अपनी अलग पहचान बनाई। उन्होंने सिविल सेवा परीक्षा उत्तीर्ण की और वर्तमान में वे मध्य प्रदेश के जबलपुर में डिविजनल फॉरेस्ट ऑफिसर के रूप में सम्मानपूर्वक कार्यरत हैं। भले ही उनकी कहानी और मेरी कहानी में रहें अलग-अलग रही हों पर यह मुझे सदा ही एक सत्य की याद दिलाती हैं कि यदि आपके भीतर मेहनत करने का साहस है और लक्ष्य स्पष्ट है, तो आप अपनी मंज़िल तक अवश्य पहुँचेंगे।

मेरी जीवन की कहानी में **कविता पंड्या** एक ऐसा नाम है, जिसे स्वर्णाक्षरों में लिखा जाना चाहिए। वह मेरे लिए केवल एक शिक्षिका नहीं थीं, वह मुझ पर अटूट विश्वास करने वाली व्यक्तित्व थीं। जहाँ अधिकांश

लोग मुझमें एक साधारण पृष्ठभूमि से आए लड़के को देखते थे, वहीं उन्होंने मुझमें एक भविष्य के डॉक्टर की छवि को देखा। उन्होंने मेरी PMT कोचिंग की फीस के लिए आर्थिक सहयोग जुटाने में कोई कसर नहीं छोड़ी।

मेरे लिए उन्होंने बड़े व्यापारियों से संपर्क किया, स्थानीय नेताओं से बात की, यहाँ तक कि मैहर के एस.डी.एम. से भी मेरे पक्ष में निवेदन किया। वे हर संभव प्रयास कर रही थीं, ताकि केवल धन की कमी के कारण मैं अपने भविष्य से वंचित न रह जाऊँ।

मुझे आज भी वह दिन याद है...

आख़िरकार एक सम्मानित व्यापारी मेरी सहायता के लिए तैयार हुए और उन्होंने मुझे अपने घर आने को कहा। मैं उम्मीदों से भरे दिल के साथ वहाँ तक पैदल गया। जब मैं पहुँचा, उन्होंने मुझे पाँच सौ रुपये दिए। मैं सचमुच आभारी था। लेकिन भीतर कहीं यह भी जानता था कि उस समय मध्य प्रदेश में कोचिंग की फीस कम से कम बीस हज़ार रुपये थी। वह पाँच सौ रुपये का एक नोट दानशीलता का प्रतीक भी था और मेरे लिए एक मौन पीड़ा भी।

एक अन्य अवसर पर मेरे बायोलॉजी शिक्षक, अतुल गर्ग, स्वयं मुझे सतना में ब्राह्मण समाज के अध्यक्ष के पास लेकर गए। उन्होंने सहायता का आश्वासन तो दिया, पर अंततः मुझे कुछ भी हासिल नहीं हुआ।

और फिर एक दिन कविता मुझे मैहर के SDM, **डॉ. गौतम सिंह** जी के पास लेकर गईं। उन्होंने मेरी पूरी कहानी ध्यान से सुनी, सम्मान भरी नज़रों से मेरी ओर देखा, और कहा – "तुम एक समर्पित छात्र हो। मैं तुम्हारी मदद करूँगा।" उन्होंने मुझे अगले ही सुबह अपने बंगले पर आने को कहा। उस रात मेरी आँखों में नींद नहीं थी। मेरे मन में अनगिनत कल्पनाएँ थीं कि शायद यह मुलाक़ात मेरी औपचारिक कोचिंग फीस जमा करने का द्वार खोल देगी।

अगले दिन मैं उम्मीदों से भरा हुआ उनके पास पहुँचा। डॉ. गौतम सिंह जी ने मेरा स्वागत किया और कहा, "तुम्हें कोचिंग की ज़रूरत नहीं है। मैं स्थानीय कॉलेज के प्रोफेसरों से कहूँगा कि वे तुम्हें मार्गदर्शन दें।" वह क्षण मेरी औपचारिक कोचिंग के सपने पर अंतिम आघात जैसा था। ऐसा नहीं था कि वे मदद नहीं करना चाहते थे – बल्कि इसलिए कि मेरे जैसे विद्यार्थियों के लिए कोई स्पष्ट प्रणाली ही उपलब्ध नहीं थी। न कोई सरकारी योजना, न कोई छात्रवृत्ति, न कोई स्पष्ट संरचना।

उस दिन मुझे समझ आया कि कई बार समस्या लोगों की नीयत में नहीं होती, बल्कि व्यवस्था की कमी में होती है।

हाँ, मुझे विश्वास था कि मैं स्वयं पढ़ सकता हूँ। लेकिन मेरे पास संसाधनों की भारी कमी थी। मेरे पास न स्मार्ट फोन था, न इंटरनेट के उपयोग लिए कोई व्यवस्था थी और न प्रामाणिक अध्ययन की पुस्तकों तक पहुँच थी; इससे भी अधिक मेरी पृष्ठभूमि हिंदी माध्यम की थी। मुझे यह तक समझ नहीं आता था कि कौन-सी पुस्तक वास्तव में मेरी समस्याओं का समाधान कर सकती है। मेरे संघर्ष को देखकर कविता ने मेरे लिए अंग्रेज़ी माध्यम की एक रेफरेंस बुक लाकर दी। वह पुस्तक मोटी थी... भय पैदा करने वाली... और मैं उसके शुरुआती कुछ पन्ने ठीक से समझ भी नहीं पा रहा था। उस क्षण मेरे भीतर कुछ टूट-सा गया। चारों ओर से आशाएँ धुंधली पड़ती हुई महसूस होने लगीं। ऐसा लगा मानो हर दिशा के रास्ते बंद हो रहे हों। लेकिन फिर भी, कहीं न कहीं विश्वास की एक छोटी-सी चिंगारी शेष थी – जो मेरे शिक्षकों और मार्गदर्शकों के भरोसे मेरे भीतर की एक हल्की-सी आवाज़ से प्रज्वलित हो रही थी। उसी छोटी-सी उम्मीद की लौ ने मेरे सपने को बुझने नहीं दिया।

ऐसा अक्सर होता था कि जब भी मैं भौतिकी और रसायन विज्ञान के प्रश्नों में उलझ जाता था तो झुंझलाहट मुझ पर हावी हो जाती थी, मैं किताबें बंद कर देता, मेरा मन भारी हो जाता और तब सब कुछ असंभव-सा लगने लगता था। धीरे-धीरे वह हताशा आलस्य में बदलने लगी। मैं ज़रूरत से ज़्यादा सोने लगा। मुझे यह समझ ही नहीं आता था

कि प्रभावी ढंग से स्वयं अध्ययन कैसे किया जाए, और कोचिंग वह तो एक ऐसी विलासिता-सी लगती थी, जिसे मेरा परिवार वहन नहीं कर सकता था। यही वह समय था जब निराशा धीरे-धीरे मेरे मन में घर करने लगी और निराशा की वह खामोशी मेरे सपनों को डुबोने लगी।

लेकिन नियति ने, जैसा कि अक्सर होता है, मेरे लिए कुछ और ही तय कर रखा था।

एक दिन मेरे स्कूल के सीनियर, माधव भैया, हमारे घर आए। उन्होंने मेरी स्थिति को ध्यान से सुना और मेरी माँ को समझाया कि मुझे सभी विषयों के लिए कोचिंग की आवश्यकता नहीं है – सिर्फ भौतिकी और रसायन विज्ञान विषयों की कक्षाएँ ही मेरे लिए पर्याप्त होंगी। लेकिन माँ ने चिंता भरे स्वर में पूछा, "वह रहेगा कहाँ? उसके खाने-पीने की व्यवस्था कौन करेगा?"

उसी समय में, मेरे स्कूल के एक मित्र अरविंद गुप्ता के पिता जी भी अरविंद को कोचिंग के लिए जबलपुर भेजने की योजना बना रहे थे। काफी चर्चा करने के बाद उन्होंने मुझे भी साथ ले जाने और मदद करने का प्रस्ताव दिया। उन्होंने कहा कि यदि मेरे माता-पिता बाकी खर्च का प्रबंध कर लें, तो वे मेरे रहने और खाने का खर्च उठा लेंगे। किसी तरह मेरे माता-पिता ने कुल 7000 रुपये इकठ्ठा किए और मुझे जबलपुर भेज दिया। मेरी शिक्षिका कविता पंड्या मैम की बहन की मदद से हमें किराए का एक छोटा-सा कमरा मिल गया। जबलपुर शहर मेरे जीवन का पहला निर्णायक मोड़ साबित हुआ।

वह शांत सुबह जिसने एक महानायक गढ़ा।

मेरे स्कूल जीवन की पहली कक्षा से ही मेरे पिता जी मुझे ठीक सुबह 4 बजे जगा दिया करते थे, दिन-प्रतिदिन साल दर साल बिना किसी अंतराल के। उस समय मैं इस आदत में छिपा जादू नहीं समझ पाता था। लेकिन आज मैं जब पीछे मुड़कर देखता हूँ तो मुझे समझ आता है – वही साधारण-सी आदत मेरे जीवन की दिशा बदलने वाली आदत साबित हुई। अपने पूरे विद्यार्थी जीवन में, यह जल्दी उठने की आदत

मेरी सबसे बड़ी अदृश्य शक्ति साबित हुई। आज जब मैं "Miracle Morning" पुस्तक पढ़ता हूँ, जिसे Hal Elrod ने लिखा है, तो मुझे एहसास होता है – मैं अनजाने में वही अभ्यास कर रहा था, जिन्हें वे S.A.V.E.R.S. नामक सूत्र से समझाते हैं:

- **S – Silence (मौन):** सुबह की शांति में मन स्थिर होता था।
  - ➢ मैं हर सुबह आँख खुलते ही चुपचाप प्रार्थना किया करता था।
- **A – Affirmations (सकारात्मक संकल्प):** अपने सपनों को मन ही मन दोहराना।
  - ➢ हर सुबह मैं मन ही मन कहता था – "हे भगवान, मुझे बोर्ड परीक्षा और PMT में अच्छी रैंक दिला देना।"
- **V – Visualization (कल्पना):** खुद को सफल होते हुए देखना।
  - ➢ मैं खुद को स्पष्ट रूप से एक सफेद कोट पहने हुए देखता था – आत्मविश्वास के साथ अपना परिचय देते हुए, "मैं एक डॉक्टर हूँ।"
- **E – Exercise (व्यायाम):** शरीर को सक्रिय रखना।
  - ➢ मैहर की सड़कों पर चलते-चलते पढ़ना, इसी तरह मैं खुद को शारीरिक और मानसिक रूप से सक्रिय रखता था।
- **R – Reading (पठन):** नई बातें सीखना, ज्ञान बढ़ाना।
  - ➢ प्रेरित रहने के लिए मैं अख़बार पढ़ता था और टॉपर्स की वास्तविक सफलता की कहानियाँ पढ़ता था।
- **S – Scribing (लेखन):** विचारों को शब्दों में ढालना।
  - ➢ मैं अपनी किताबों के किनारों पर सीखी हुई बातें, सूत्र और अपने सबसे गहरे विचार लिख लिया करता था।

यह अवचेतन-सी लगने वाली दिनचर्या मुझे शक्ति देती रही, यहाँ तक कि जब मेरी परिस्थितियाँ (मेरे हालात) भी मुझे तोड़ने की कोशिश कर रही थीं।

ध्यान भटकाने वाली चीज़ों से ऊपर है अनुशासनः

अपने विद्यार्थी जीवन के दौरान मुझे मुश्किल से ही याद है कि मैं किसी दूर के रिश्तेदार की शादी में शामिल हुआ था। ऐसा नहीं था कि मुझे किसी की परवाह नहीं थी, बल्कि इसलिए कि मैं अपने समय और एकाग्रता की पूरी तरह से रक्षा कर रहा था। यदि आप बड़े सपने देख रहे हैं, तो आपको उन सभी गतिविधियों को सीमित करना होगा जो आपके विकास में योगदान नहीं देतीं। मैं यह नहीं कह रहा कि सामाजिक न बनें – लेकिन अपनी उपस्थिति का चुनाव समझदारी से करें। जब आप अपने लक्ष्य की ऊँचाई पर पहुँच जाते हैं, तो वही लोग, जिन्हें कभी आपकी अनुपस्थिति खली थी, आपकी सफलता की सराहना करने लगते हैं – और किसी समय पर आपके गैरहाज़िर होने की बात को भूल जाते हैं।

यदि आपको लगता है कि आप फिल्में भी देखेंगे, हर शादी में भी जाएंगे, हर जगह मौजूद भी रहेंगे – और फिर भी एक कठिन प्रतियोगी परीक्षा में अच्छे अंक ले आएंगे, तो आप खुद से सच नहीं बोल रहे हैं, आप स्वयं के लिए इमानदार नहीं हैं। यही कारण है कि केवल कुछ ही लोग शीर्ष रैंक हासिल कर पाते हैं, जबकि बाकी के लोगों को अपने सपनों या अपनी पसंद की दिशा से समझौता करना पड़ता है।

ठोकरें, बलिदान और अस्तित्व की लड़ाईः

मैं अपने चिकित्सक बनने के सपने को पूरा करने के लिए जबलपुर चला गया और वहाँ मैंने मोमेंटम कोचिंग क्लासेस में दाखिला लिया। वहाँ मैंने अपने लिए एक ऐसी दिनचर्या बनाई, जिसने मेरे अनुशासन की सीमाओं को परखा – मैं सुबह 3 बजे उठ जाता था और मध्य रात्रि

तक लगातार पढ़ाई करता था। जल्द ही मेरे कठिन परिश्रम के सकारात्मक परिणाम आने लगे। मैं 50 विद्यार्थियों की कक्षा में लगातार तीसरा या चौथा स्थान प्राप्त करने लगा। यह केवल अंकों में बढ़ोतरी की बात नहीं थी – यह खुद को साबित करने की बात थी, यह समझने की बात थी कि मैं भी इस प्रतिस्पर्धा का हिस्सा हूँ और इस दौड़ में मेरा भी एक उचित स्थान है।

जबलपुर में मेरी यात्रा बिल्कुल भी आसान नहीं थी। मैं अरविंद के साथ रहता था, और हम दोनों सब कुछ अपने दम पर संभालते थे – जैसे खाना बनाना, सफाई करना, और बिना किसी टिफ़िन सेवा या किसी विशेष सुविधा के जीवनयापन करना। वह जीवन थोड़ा कठिन था, लेकिन मैंने उसे स्वीकार कर लिया था। हालाँकि, अरविंद अक्सर अपना अलार्म बंद कर देता और बाद में देर से उठने का दोष मुझ पर डाल देता। लेकिन स्थिति तो तब और बिगड़ गई जब उसने कविता मेडम की बहन से मेरी शिकायत की – और बिना पूरी सच्चाई जाने उन्होंने मुझे डाँट लगा दी।

अंततः अरविंद वहाँ से चला गया – और पूरे किराए का बोझ मेरे कंधों पर आ गया। यह वह समय था जब मुझसे कहा गया कि मैं एक ऐसे छोटे कमरे में शिफ्ट हो जाऊँ, जिसका उपयोग पहले उनके कुत्ते के लिए होता था। उस समय की पीड़ा शब्दों से परे थी, वह पल बहुत पीड़ादायक था, लेकिन उस पल मैंने कोई शिकायत नहीं की। मैंने चुपचाप सबकुछ सहन किया। क्योंकि भीतर कहीं मुझे पूरा विश्वास था – आज का यह मौन, यह सहनशीलता कल मुझे और मजबूत बनाएगी।

वे हाथ जिन्होंने मुझे संभाला:

मेरे जीवन में एक ऐसा समय भी आया जब मेरे पास कुछ भी नहीं था – न पैसा, न साधन-सुविधाएँ, और भावनात्मक रूप से भी मैं लगभग टूट चुका था। फिर भी, हर दिन मैं जितना भी साहस जुटा पाता, उसे समेटकर किसी न किसी के पास जाता – इस उम्मीद में कि शायद मुझे

थोड़ा सहारा मिल जाए, कोई मार्गदर्शन का शब्द मिल जाए या बस कोई ऐसा व्यक्ति मिल जाए जो मेरी बात सुन ले, समझ ले।

उस कठिन दौर ने मुझे एक अनमोल सीख दी: लोगों को समझने (मानवीय संबंधों) की सही ताकत (वास्तविक शक्ति)। जिसे आज लोग नेटवर्किंग कहते हैं, मैंने उसे उसके सबसे सच्चे रूप में जाना और वह मेरे लिए रणनीति के रूप में नहीं बल्कि अपने अस्तित्व की लड़ाई के रूप में था। वही सीख आज तक मेरे साथ है – केवल भावनात्मक रूप से ही नहीं, बल्कि वह सीख पेशेवर जीवन में भी मेरा मार्गदर्शन करती है।

उस समय की एक व्यक्ति की दयालुता आज भी मेरी स्मृतियों में प्रकाश की तरह चमकती है। श्री नारायण त्रिपाठी, जो उस समय विधायक थे, एक दिन मेरे पिता की पान की दुकान पर आए। हमारे कुछ कहे बिना ही उन्होंने बिना किसी दिखावे 5,000 रुपये दे दिए। वह राशि केवल पैसा नहीं थी – वह एक आशा थी, उसका मतलब था कुछ दिनों का भोजन, कोचिंग के कुछ और दिन, और मेरे सपने की तरफ एक और कदम।

मेरी तैयारी के दिनों में सुनील मिश्रा जी ने जब मुझे रहने की जगह दी, तो मदद एक बार फिर मेरे जीवन में आई। मैं दिल में आभार लेकर वहाँ रहने चला गया, यह सोचकर कि शायद अब जीवन थोड़ा संभल जाएगा। लेकिन जल्द ही मेरा प्रदर्शन गिरने लगा। आसपास के शोर-शराबे, व्यक्तिगत स्थान की कमी और मन की बेचैनी ने मेरी एकाग्रता पर असर डालना शुरू कर दिया। मेरी रैंक नीचे आने लगी जिससे मेरा आत्मविश्वास भी डगमगाने लगा।

आख़िरकार मेरे माता-पिता के लिए मेरी फीस भरते रहना संभव नहीं रहा। मजबूर होकर मुझे कोचिंग क्लास छोड़नी पड़ी। मैं टूटे हुए दिल के साथ मैहर लौट आया था – मानसिक रूप से बिखरा हुआ, भावनात्मक रूप से थका हुआ और भीतर से जैसे पूरी तरह भटक गया

था। मैंने खुद से पढ़ाई जारी रखने की कोशिश की, लेकिन कुछ भी कारगर नहीं लग रहा था। वह दौर ऐसा था जैसे मैं किसी ऐसी अंधेरी सुरंग में फँसा हुआ हूँ, जिसका अंत कहीं दिखाई ही नहीं देता।

सबसे महत्वपूर्ण सीख:

मेरे जीवन की सबसे महत्वपूर्ण सीखों में से एक यह है कि कभी भी ऐसी किसी चीज़ को करने में शर्म या झिझक महसूस मत करो जो आपके विकास, आपके करियर या आपके चरित्र को मजबूत बनाती हो। यदि वह आपको बेहतर बना रही है, तो वह करने योग्य है। चाहे उसके लिए आपको किसी से मदद माँगनी पड़े, चाहे लोग आपको गलत समझ रहे हों, या फिर आपको अपने लक्ष्य को पाने के लिए ध्यान भटकने वाली सभी बातों से दूर रहना पड़े।

"*आपका नेटवर्क ही आपकी असली पूंजी है।*" – पोर्टर गेल

"*मांगो, तो तुम्हें दिया जाएगा; खोजो, तो तुम पाओगे।*" – मत्थव (Matthew) अध्याय 7, पद 7

यही मेरी सहनशक्ति और मजबूती की बुनियादी ईंटें थीं और एक Doctor Magnate बनने की मेरी यात्रा की नींव भी।

एक याद आज भी मेरी रूह तक सिहरन पहुँचा देती है। उन दिनों मैं हमेशा भीड़-भाड़ शोरगुल से भरे और लगभग दम घोंट देने वाले ट्रेन के जनरल डिब्बे में सफर करता था। कई बार हालत यह होती थी कि एक पैर बाहर ही होता था और मैं किसी तरह उस न के बराबर जगह में खुद को फिट करने की कोशिश कर रहा होता था।

लेकिन एक यात्रा ऐसी थी जो आज भी अलग पहचान रखती है। उस घुटन भरी भीड़ के बीच मैंने अपनी आँखें बंद कीं और कल्पना करने लगा। मैंने खुद को एक आरामदायक एसी कोच में बैठे देखा। आसपास बैठे लोग मेरे करियर और भविष्य के बारे में पूछ रहे थे। और मैं, हल्की-

सी गर्व भरी मुस्कान के साथ जवाब दे रहा था – "मैं एमबीबीएस कर रहा हूँ।" वह पल भले ही पूरी तरह से काल्पनिक था लेकिन मुझे बिल्कुल सच्चा लगा। मैंने उस सपने को हकीकत बनने से बहुत पहले ही अपने मन में जी लिया था।

उस समय मुझे जोसेफ मर्फी की पुस्तक The Power of Your Subconscious Mind के बारे में ज़रा भी पता नहीं था। मैंने कभी The Secret जैसी पुस्तक का नाम भी नहीं सुना था, न ही Law of Attraction के बारे में मुझे कुछ जानकरी थी। लेकिन आज, इन किताबों को पढ़ने के बाद मुझे एहसास होता है कि वह मेरा अवचेतन मन था, जो चुपचाप मेरे भाग्य को आकार दे रहा था। वही एक कल्पना (मानसिक तस्वीर) मुझे सबसे कठिन दिनों में भी आगे बढ़ने की ताकत देती थी और आज मैं हर विद्यार्थी, हर उस युवा से जो सपने देखता है; यही कहता हूँ – बड़ा सोचो, उसे महसूस करो, उसे जीना शुरू कर दो – भले ही वह अभी हकीकत में ना हो।

***"जिस सपने को आप बार-बार अपने मन में जीते हैं,
वही धीरे-धीरे आपके जीवन की सच्चाई बन जाता है।"***

आपके सपने भले ही मीलों दूर लगें, लेकिन वे हकीकत बनने से बस एक स्पष्ट दृष्टि (clear vision) दूर होते हैं। मैंने PMT की परीक्षा दी और 79% अंक प्राप्त किए, लेकिन मेरा चयन नहीं हो सका।

"अगर आपको खुद पर विश्वास है कि आप कर सकते हैं, तो आपकी जीत आधी तय हो चुकी है।" – **थियोडोर रूजवेल्ट**

"मुझे लगा सब खत्म हो गया है। लेकिन भगवान की कुछ और ही योजना थी – इस बार की योजना सुनील मिश्रा के पिता के रूप में सामने आई, जिन्होंने मुझे कोटा में एलन (Allen) की क्लास जाने की सलाह दी।" कोटा पूरी लगन से तैयारी करने वाले विद्यार्थियों के लिए एक सपना था, लेकिन उसकी फीस 40,000 रुपये मेरी पहुंच से बाहर थी। सुनील के पिता ने मेरे रहने-खाने का खर्च उठाने का वादा किया था,

लेकिन कोचिंग की फीस अभी भी एक बड़ी चुनौती थी। तभी संयोगवश ऐसा हुआ कि हमारी जमीन जो बिक चुकी थी उससे प्राप्त रकम मेरी बहन की शादी के लिए रखी हुई थी जो अभी तक उपयोग नहीं हुई थी। मेरे माता-पिता ने मुझे 20,000 रुपये दिए, और मैं कोटा के लिए रवाना हो गया।

मैंने एलन के डायरेक्टर से अनुरोध किया कि मुझे फीस दो किश्तों में देने की अनुमति दी जाए और राहत की बात यह रही कि उन्होंने मेरी बात मान ली। सिर्फ सात दिनों की कक्षाओं के बाद ही मैंने अपना पहला टेस्ट दिया और 2,500 छात्रों में 500 से ऊपर की रैंक हासिल की। उस एक परिणाम ने मेरे अंदर नया आत्मविश्वास भर दिया।

लेकिन जैसे ही मुझे खुद पर विश्वास होने लगा, उसी समय वास्तविकता ने मुझे फिर से कड़ी चुनौती दी।

एक सुबह मुझे कोचिंग के गेट पर ही रोक लिया गया। गार्ड ने मेरा आईडी कार्ड ले लिया और मुझे अकाउंट्स ऑफिस जाने के लिए कहा गया। वहाँ मुझे साफ-साफ बताया गया, *"बाकी बची हुई फीस जमा करो, नहीं तो तुम आगे की क्लास में नहीं बैठ सकते।"* उस पल ऐसा लगा जैसे सब कुछ अचानक टूटकर बिखर गया हो।

उस पल मेरी आँखों के सामने जबलपुर की पुरानी यादें घूमने लगीं – जब फीस पूरी न भर पाने के कारण मुझे कोचिंग छोड़कर वापस मैहर लौटना पड़ा था। और अब वही सब कुछ फिर से हो रहा था। इस बार दर्द और भी गहरा था। मैं पहले बेहतर कर रहा था, मेरी पढ़ाई की रफ्तार बन चुकी थी, मुझे खुद पर भरोसा भी होने लगा था... लेकिन फिर भी हालात ऐसे थे जो मेरे बस से बाहर थे और मुझे पूरी तरह पीछे खींच रहे थे।

मैं पूरी तरह टूट गया था। ऐसा लग रहा था कि डॉक्टर बनने का सपना मेरे हाथों से फिसलता जा रहा है, यह मेरी काबिलियत की कमी

के कारण नहीं, बल्कि आर्थिक सीमाओं के कारण। उस समय की उदासी, पछतावा और कमजोर आर्थिक स्थिति की बेबसी ने मेरे मन को गहराई तक घायल कर दिया। एक पल के लिए तो सच में ऐसा लगा कि अब सब कुछ छोड़ देना ही बेहतर है।

हताश होकर मैं डायरेक्टर **ब्रजेश माहेश्वरी** से मिलने गया। उन्होंने मेरी शैक्षणिक पृष्ठभूमि देखी और स्पष्ट शब्दों में कहा, *"12वीं में 91% होने पर भी चयन की कोई गारंटी नहीं होती है। अगर तुम्हारी रैंक 2500 में 500 है और तुम हिंदी माध्यम से हो, तो चयन होना बहुत कठिन होगा। इसलिए या तो बाकी फीस जमा करो, या फिर कोचिंग क्लास छोड़ दो। हम तुम्हें स्टडी मटेरियल दे देंगे, लेकिन तुम्हें क्लास अटेंड करने की अनुमति नहीं होगी।"*

उनकी बातें मुझे ऐसी लगीं जैसे किसी ने मेरा सीर दीवार पर दे मारा हो। मैंने घबराकर अपने दोस्तों को फोन और संदेश किए, उनसे मदद की विनती की। लेकिन सभी ने विनम्रता से मना कर दिया। सुनील मिश्रा के पिता पहले ही एक बार मेरी मदद कर चुके थे इसलिए उनसे फिर से मदद मांगने की मेरी हिम्मत नहीं हुई। उस शाम मैं चुपचाप अपना बैग पैक करने बैठ गया। आँखों से आँसू बह रहे थे। कोई शोर नहीं था, कोई शिकायत नहीं, बस एक खामोशी और हार जैसा एहसास था। मैंने बहुत संघर्ष किया था, लेकिन अब ऐसा लग रहा था कि मेरे पास कोई रास्ता नहीं बचा है। मैं मैहर लौटने के लिए तैयार था, इसलिए नहीं कि मैंने अपने सपने से हार मान ली थी, बल्कि इसलिए कि उसे थामे रखने के सारे रास्ते खत्म हो चुके थे।

जाने से पहले मैं अपना दूसरे टेस्ट का रिज़ल्ट देखने गया। 2500 छात्रों में मेरी 33वीं रैंक आई थी। उस एक परिणाम ने सब कुछ बदल दिया। मैं तुरंत ब्रजेश के पास भागा। उन्होंने अभी तक रिज़ल्ट नहीं देखा था। उनके सहायक ने जब मेरी रैंक की पुष्टि की। तो यह सुनते ही ने मुझे रुकने के लिए कहा। उन्होंने बाकी अधिकांश फीस माफ कर दी और बोले, "जब भी संभव हो, केवल 3000 रुपये जमा कर देना। बस

अपनी रैंक ऐसे ही बनाए रखना।" तब मैं वहीं रुक गया और पहले से भी ज्यादा मेहनत करने लगा।

समझ की असली शक्ति:

कोटा में, मैंने अपने जीवन में पहली बार महसूस किया कि पूरी एकाग्रता के साथ पढ़ाई करना वास्तव में क्या होता है। मैंने एक भी क्लास नहीं छोड़ी और सिर्फ शारीरिक रूप से ही नहीं, बल्कि मन से भी पूरी तरह क्लास में उपस्थित रहा, पढ़ाई में पूरी तरह डूबा हुआ। मेरा ध्यान कभी नहीं भटका। वहाँ के शिक्षक केवल विषय के जानकार ही नहीं थे, बल्कि विनम्र, संवेदनशील और विद्यार्थियों के प्रति बहुत सहयोगी भी थे।

उनके पास एक अनोखी क्षमता थी, वे सबसे कठिन विषयों को भी छोटे-छोटे, सरल और समझने योग्य हिस्सों में बाँटकर समझा देते थे। मेरे जैसे हिंदी माध्यम से आए विद्यार्थी के लिए यह बहुत बड़ी मदद थी। मुझे जीवन में पहली बार लगा कि सच में मुझे समझा जा रहा है, महत्व दिया जा रहा है, और मुझे आगे बढ़ने की शक्ति मिल रही है।

मैंने खुद पर पहले से कहीं अधिक दृढ़ विश्वास करना शुरू कर दिया। अब मेरे भीतर यह भरोसा था, "हाँ, मैं सब समझ रहा हूँ और हाँ, मेरा चयन ज़रूर होगा।" मेरी दिनचर्या किसी योद्धा की तरह थी: सुबह 4:00 बजे उठना, रात 10:00 बजे तक पढ़ाई, और 6 घंटे की कोचिंग क्लास को देना। न कोई छुट्टी, न कोई ध्यान भटकाने वाली चीज़। बस एक ही मिशन था – सफलता।

न कोई पार्टियाँ थीं, न कहीं घूमना-फिरना, न टीवी, न मोबाइल। लेकिन निरंतरता थी और बस वही काफी थी। अनुशासन मेरा सबसे अच्छा साथी बन गया था। और पहली बार मुझे सच में महसूस हुआ कि मैं सही रास्ते पर चल रहा हूँ।

जब मैं पहली बार कोटा पहुँचा, तब मैं सुनील मिश्रा के साथ रहता था, वह एक अच्छे और सहयोगी स्वभाव का लड़का था, जो एक संपन्न परिवार से था। हम दोनों अपने-अपने सपनों के साथ वहाँ आए थे, लेकिन जल्द ही हमारे रास्ते अलग हो गए। जहाँ मैं रोज़ 5 से 6 किलोमीटर पैदल चलकर पूरी लगन के साथ कोचिंग क्लास में जाता था, वहीं सुनील, अपने अच्छे स्वभाव के बावजूद, बहुत कम ही क्लास जाता था। उसके पास एक अच्छा मोबाइल फोन था और वह अपना ज़्यादातर समय दोस्तों से बात करने और अपने पिता द्वारा दी गई सुविधाओं का आनंद लेने में बिताता था।

समय के साथ उसके दोस्त हमारे कमरे में अक्सर आने लगे और वह जगह धीरे-धीरे ध्यान भटकाने का केंद्र बनती चली जा रही थी। मैंने एक साफ अंतर बनते हुए देखा, जहाँ हममें से एक अपने लक्ष्य पर लगातार केंद्रित था, वहीं दूसरा सुविधाओं के आरामदायक दायरे में फिसलता जा रहा था, जो आर्थिक सुविधा से सुरक्षित तो था, लेकिन उसके पीछे छुपे हुए खतरे से अनजान था।

इस अनुभव ने मुझे एक गहरी सीख दी, माता-पिता के प्यार ने हमें मजबूत बनाना चाहिए, बिगाड़ना नहीं चाहिए। सुविधाएँ अगर अनुशासन के साथ संतुलित न हों, तो वे विकास की दुश्मन बन सकती हैं। तभी मुझे यह बात गहराई से समझ आई कि परिस्थितियों का दबाव इंसान को मजबूत बनाता है, जबकि अत्यधिक लाड़-प्यार उसे कमजोर भी बना सकता है।

आखिरकार वे सारी परेशानियाँ और ध्यान भटकाने वाली बातें इतनी बढ़ गईं कि उन्हें सहना मेरे लिए मुश्किल हो गया। तब मैंने अपने लक्ष्य और एकाग्रता को बचाने के लिए एक कठिन फैसला लिया – मैंने वहाँ से निकलकर अकेले रहने का निर्णय किया। लेकिन तभी एक और झटका लगा, मेरे माता-पिता अब किराया और खाने के लिए पैसे भेज पाने में असमर्थ थे। एक छोटा-सा कमरा ढूँढने के लिए मैं कई जगहों पर भटकता रहा। कई बार मैंने भूखे रहकर दिन बिताए, और कई बार

नहाते समय आँसू रोकने की कोशिश की, ताकि दुनिया को मेरे दर्द का पता न चले।

भीतर सफलता की जलती हुई लगन:

कोटा की ज़िंदगी केवल पढ़ाई, क्लास और लाइब्रेरी तक सीमित नहीं थी। वह जीना भी सिखाती थी – सम्मान के साथ, चुपचाप, और अटूट हिम्मत के साथ। मेरी ज़िंदगी में एक छोटा-सा, लगभग अनदेखा-सा नियम था, जिसे मैं हर हफ्ते निभाता था। आज भी जब उसे याद करता हूँ, तो मन विनम्र हो जाता है। हर रविवार शाम को मेस बंद रहती थी। न रात का खाना मिलता था, न कोई दूसरा सहारा होता था।

जब बाकी छात्र रविवार की शाम को बाहर जाकर खाना खा लेते थे, तब मेरे पास ऐसी कोई सुविधा नहीं थी। मैं चुपचाप पास की एक छोटी-सी दुकान पर जाता और पारले-जी बिस्कुट का एक छोटा पैकेट खरीद लाता। फिर अपने कमरे में लौटकर स्टील के गिलास में साधारण पानी भरता। हर बिस्कुट को धीरे-धीरे पानी में डुबोकर नरम करता, ताकि उसे खाना थोड़ा आसान हो जाए और वह मुँह में ज्यादा सूखा न लगे।

लेकिन सच कहूँ तो उन पलों में मुझे कोई दुख नहीं होता था। बल्कि भीतर कहीं एक अजीब-सा गर्व और संतोष महसूस होता था। क्योंकि मुझे पता था कि यह भूख भी मेरी यात्रा का ही एक हिस्सा है। एक दिन मैं यही कहानी शर्म से नहीं, बल्कि गर्व और ताकत के साथ दूसरों को सुनाऊँगा। जैसा कि कहा गया है, “सफलता मीठी होती है, और जब वह त्याग और संघर्ष से मिलती है, तो उसका स्वाद और भी मीठा हो जाता है।”

ऐसे ही एक भावुक पल में मुझे अपनी बहन की याद आ गई। सालों पहले जब वह दहेज और शादी से जुड़ी सामाजिक मजबूरियों के कारण हमसे दूर चली गई। उसे याद करते ही मेरी आँखों में आँसू आ गए। मैं सोचने लगा कि अगर हमारा समाज बेटियों को बराबरी और दोस्त की तरह स्वीकार करता, तो शायद यह सब कुछ अलग होता।

लेकिन फिर एक चमत्कार हुआ। एक दिन जब मैं अपने कमरे में बैठा था, तभी सुनील मिश्रा का मुझे फोन आया। दूसरी तरफ मेरी वही बिछड़ी हुई बहन बात कर रही थी। किसी तरह वह हमसे दोबारा जुड़ गई थी, उसी दोस्त (सुनील मिश्रा) के माध्यम से, जिसकी वजह से मैं इस कठिन दौर तक पहुँचा था। उसने मुझसे कहा, “अब तुम पैसों की चिंता मत करो।” उसकी यह बात सुनकर जैसे मेरे मन से एक बहुत बड़ा बोझ उतर गया था।

उस दिन के बाद मेरी ज़िंदगी फिर से बदलने लगी थी। मेरी बहन हर महीने मुझे इतना पैसा भेजती थी कि रूम का किराया और खाने का खर्च आराम से चल जाता था। उसने मुझे एक छोटा-सा Micromax का मोबाइल फोन भी भेजा था, ताकि हम हमेशा संपर्क में रह सकें। आज भी मुझे उस मोबाइल की रिंगटोन याद है, वह मेरे लिए किसी उम्मीद की धड़कन जैसी लगती थी। सच कहूँ तो, अगर उस समय मेरी बहन मेरी ज़िंदगी में वापस न आई होती, तो शायद मैं कभी डॉक्टर नहीं बन पाता।

इस दौर ने मुझे सिखाया कि असली ताकत भीतर से आती है, ईश्वरीय समय हमेशा सही होता है, और विश्वास तथा परिवार – चाहे वे किसी भी रूप में मिलें – जीवन को पूरी तरह बदल सकते हैं। इसने मुझे यह भी सिखाया कि दर्द हमारा दुश्मन नहीं होता, वही हमें गढ़ता और मजबूत बनाता है। और सबसे बड़ी बात मैंने यह सीखी कि जब हम सच्चे मन से अपने सपनों के पीछे लग जाते हैं, तो पूरी सृष्टि भी किसी न किसी रूप में हमारी मदद करने लगती है। इसने मुझे सिखाया कि दर्द हमारा दुश्मन नहीं होता, बल्कि वही हमें तराशकर मजबूत इंसान बनाता है।

और सबसे महत्वपूर्ण बात, इस दौर ने मुझे सिखाया कि जब आप अपने सपने को सच्चे दिल से पाने की कोशिश करते हैं, तो पूरी सृष्टि भी किसी न किसी रूप में आपकी मदद करने लगती है।

जैसे-जैसे कोटा में समय बीतता गया, मेरी मेहनत के परिणाम दिखने लगे। नियमित परीक्षाओं में मेरी रैंक लगातार 50 के अंदर आने लगी। एक पल ऐसा भी आया जिसे मैं कभी नहीं भूल सकता – एक नियमित सत्र के दौरान डायरेक्टर ब्रजेश माहेश्वरी ने कहा: "यदि मैं इस मंच से किसी भी छात्र को 'डॉक्टर' कहकर पुकारूंगा, तो वह निश्चित रूप से डॉक्टर बन जाएगा।"

उस दिन कही गई वह बात मेरे लिए किसी आशीर्वाद से कम नहीं थी। वह वाक्य मेरे मन में बस गया और मेरा अटूट विश्वास बन गया। हर टेस्ट के बाद एक ओपन सेशन होता था, जहाँ हमारे शिक्षक हमें प्रेरित करते, हमारी प्रगति की सराहना करते और टॉप 20 रैंक पाने वाले छात्रों को मेडल देते। धीरे-धीरे मैं भी उन छात्रों में शामिल हो गया। जब वह मेडल मेरे गले में पहनाया गया तो वह सिर्फ एक धातु का टुकड़ा नहीं था – वह मेरे आने वाले सपनों के सच होने का वादा था।

मैंने लाइब्रेरी को अपना दूसरा घर बना लिया था। जब कई छात्र थकान और मानसिक दबाव के कारण कोटा छोड़कर जाने लगे, तब भी मैं अंत तक डटा रहा। यह वही समय होता है जब ज़्यादातर लोग हार मान लेते हैं, लेकिन अगर आप इस थकान और अकेलेपन को पार कर ले, तो मान लीजिए कि जीत की आधी दूरी आप तय कर चुके हैं।

कोटा के अपने अंतिम दिनों में मैं एक और मेहनती छात्र, **हेमंत**, के साथ रहने लगा। हमारे बीच बिना कहे ही एक समझौता हो गया था कि हम एक-दूसरे को सुबह जल्दी उठाएँगे और पढ़ाई का एक भी घंटा व्यर्थ नहीं जाने देंगे। उस साथ में मुझे ताकत भी मिली और जिम्मेदारी का एहसास भी।

मैंने AIPMT प्री-एग्ज़ाम दिया और उसे पास कर लिया। लेकिन यात्रा यहीं खत्म नहीं हुई। मुझे मेन्स परीक्षा के लिए जयपुर जाना था। किसी का साथ न होने के कारण मैं अकेले ही भीड़ भरी ट्रेन में बैठा, सबसे बड़ी ताकत के रूप में सिर्फ अपने विश्वास को थामे हुए। जयपुर पहुँचने की बात मैंने अपने माता-पिता या बहन को नहीं बताई, ताकि उन्हें चिंता न हो।

जयपुर पहुंचकर मैं सबसे सस्ते होटल की तलाश में गया, लेकिन अधिकांश होटल पूरी तरह भरे हुए थे। अंत में मैंने एक होटल मैनेजर से सिर्फ सोने के लिए जगह माँगी। वह इतने दयालु थे कि उन्होंने मुझे रात भर प्रतीक्षालय में आराम करने की अनुमति दे दी। वहीं मैंने रात बिताई – एक बेंच पर, मंद रोशनी के नीचे, अपने सपनों में लिपटे हुए, इस विश्वास के साथ कि मैं अपने सपने जरूर हासिल करूँगा।

अगली सुबह मैंने मेन्स परीक्षा दी। मुझे हल्का सा पछतावा हुआ कि इस पूरे साल मैं लिखित प्रश्नों के फॉर्मेट का पर्याप्त अभ्यास नहीं कर पाया। मैंने अपनी पूरी कोशिश की, पर मुझे एहसास था कि यह मेरा सबसे अच्छा प्रदर्शन नहीं था।

बाद में, मैंने BHU प्री-मेडिकल (Banaras Hindu University Pre-Medical Test) भी पास कर लिया, लेकिन इसके मेन्स में सफल नहीं हो पाया। फिर भी, मैंने कभी हार नहीं मानी। हर असफलता ने मेरे इरादों को और मजबूत किया। हर कठिनाई ने मेरे फोकस को और तेज़ किया। क्योंकि डॉक्टर बनना सिर्फ ज्ञान का विषय नहीं है – यह धैर्य, त्याग और अपनी यात्रा में अडिग विश्वास का नाम है।

4

सपनों का विश्वास, संघर्ष और संयोग संग साकार होना

यह विश्वास की ताकत, लगातार प्रयास से जन्म लेने वाले चमत्कार, और अवचेतन मन की गहरी इच्छाओं की कहानी है।

"मन जो सोच सकता है और जिस पर विश्वास कर सकता है, उसे वह प्राप्त भी कर सकता है।" — नेपोलियन हिल (Napoleon Hill)

"विश्वास वह है, जब आप पूरी सीढ़ियाँ न दिखने पर भी पहला कदम उठाने का साहस करते हैं।" — मार्टिन लूथर किंग जूनियर. (Martin Luther King Jr.)

जीवन का मोड़ — किस्मत योग्य व्यक्ति को कभी अनदेखा नहीं करती।

महीनों की लगातार तैयारी के बाद आखिरकार वह दिन आया, जब सतना में MPPMT की परीक्षा थी। सुबह का सत्र बहुत अच्छा गया – मैं शांत था, पूरी तरह एकाग्र था और प्रश्नपत्र में पूरी तरह डूबा हुआ था। दो सत्रों के बीच के ब्रेक में मेरे मेंटर श्री पी. एन. शर्मा का फोन आया। उन्होंने बड़े स्नेह से पूछा, "पेपर कैसा गया?" मैंने आत्मविश्वास से मुस्कुराते हुए जवाब दिया, "सर, मेरा चयन अवश्य होगा।"

वह सिर्फ एक आशावाद नहीं था – वह एक अटूट विश्वास था। ऐसा विश्वास, जो त्याग, निरंतर मेहनत और वर्षों की शांत आस्था से जन्मा था। उस शाम जब मैं मैहर लौट रहा था, तब भी परीक्षा की ऊर्जा मेरे साथ थी। मैं मन ही मन सवालों को दोहरा रहा था और परिणाम की कल्पना कर रहा था। तभी अचानक मेरा फोन बजा। वह फिर से शर्मा का कॉल था। उनकी आवाज़ शांत थी, लेकिन गंभीर भी। उन्होंने कहा, "बेटा, मैंने सिर्फ यह पूछने के लिए फोन किया कि AIPMT का रिज़ल्ट आ गया है। क्या तुमने वह रिजल्ट देखा है?"

उन्होंने मुझे फोन करके प्यार से लेकिन सीधे पूछा कि क्या मैंने अपना रिज़ल्ट देखा है। मेरा दिल तेज़ी से धड़कने लगा और मेरी हथेलियाँ ठंडी पड़ गईं। मैंने कुछ और नहीं कहा – बस सीधे उनसे अपना परिणाम पूछ लिया। उधर कुछ पल की खामोशी रही। फिर उन्होंने मुझे संभालने की कोशिश करते हुए कहा, "टेंशन मत लो... तुम MPPMT में जरूर सेलेक्ट हो जाओगे।"

लेकिन मुझे महसूस हो गया था कि वे कुछ छिपा रहे हैं। आखिरकार उन्होंने बता ही दिया—मेरी रैंक लगभग 6000 थी। यह पर्याप्त नहीं थी। उस पल सब कुछ जैसे थम सा गया। अभी थोड़ी देर पहले ही मैंने अपने मेंटर से पूरे विश्वास के साथ कहा था कि मेरा चयन जरूर होगा। और अब यह? मन में संदेह, निराशा और गहरी खामोशी छा गई।

लेकिन फिर कुछ ऐसा हुआ जिसने उस खामोशी के बीच मेरे भीतर कुछ बदल दिया। मैंने खुद से धीरे से कहा, "नहीं, यह अंत नहीं है। यह तो बस एक दरवाज़ा बंद हुआ है। MPPMT अभी बाकी है। मेरा सपना अभी टूटा नहीं है।" मैंने उस रैंक को अपनी पहचान बनने नहीं दिया। इसके बजाय मैंने उसे अपने भीतर की आग बना लिया। शर्मा का वह फोन सिर्फ एक परिणाम की खबर नहीं था। वह एक मोड़ था – जैसे ब्रह्मांड की एक शांत फुसफुसाहट, जो बता रही थी कि सच्चे विश्वास की परीक्षा सफलता में नहीं, बल्कि इस बात में होती है कि हम असफलताओं का सामना कैसे करते हैं।

और फिर, कुछ ही दिनों बाद समय ने साबित कर दिया कि जो हार नहीं मानता, वह हमेशा अपना रास्ता खोज ही लेता है। भगवान सपने देखने वालों को कभी पीछे नहीं छोड़ते हैं। वे बस उनकी परीक्षा थोड़ी देर और लेते हैं।

"हमारे कल की सफलता को सिर्फ आज के हमारे संदेह ही रोकते हैं।" – फ्रैंकलिन डी. रूजवेल्ट (Franklin D. Roosevelt)

और फिर MPPMT का परिणाम घोषित हुआ। मेरी रैंक: 155 – पूरे मध्य प्रदेश में। मैंने कर दिखाया था। मेरा चयन हो गया था। अवचेतन मन की शक्ति सचमुच अद्‌भुत होती है। मेरा दिल हमेशा किसी बड़े लक्ष्य की चाह रखता था – यहाँ तक कि जब मेरे मन में संदेह के बादल भी छा जाते थे। जब मुझे MPPMT में 155वीं रैंक मिली, तब भी मुझे पूरी तरह यकीन नहीं था कि मुझे MBBS की सीट मिल पाएगी या नहीं।

उस सुबह जब मैं अख़बार देख रहा था, तभी चयनित उम्मीदवारों की सूची में मुझे एलन कोचिंग के अपने साथी नितिन पांडेय का नाम दिखाई दिया। यह देखकर मैं उत्साह से उछल पड़ा, लेकिन साथ ही अपने परिणाम का इंतज़ार करने की बेचैनी भी बढ़ गई।

मैं अपने स्कूल के मित्र अनुराग के बड़े भाई से मिला, जो BHMS डॉक्टर थे। उन्होंने कहा कि शायद मुझे सिर्फ BDS मिले, या फिर MBBS के लिए रीवा मिल सकता है। इससे मुझे थोड़ी उम्मीद मिली। मेरे 89.9% अंक आए थे, और दिल के अंदर भगवान और खुद पर गहरा विश्वास था। मैं सिर्फ एक ही चीज़ चाहता था की मुझे इंदौर के MGM मेडिकल कॉलेज में सीट मिले। मुझे आज भी याद है, मेरी हिंदी शिक्षिका नीतू सिंह ने एक दिन पूरे विश्वास के साथ कहा था, "तुम्हें इंदौर जरूर मिलेगा।"

जब काउंसलिंग का समय आया, तब हमारे पास पैसे नहीं थे। काउंसलिंग में शामिल होने के लिए हमने अपने बिज्जू मामा से 10,000 रुपये उधार लिए। जब मैं काउंसलिंग रूम में पहुँचा, तब इंदौर में MBBS की सिर्फ दो अनारक्षित सीटें बची थीं। उनमें से एक महिला उम्मीदवार के लिए आरक्षित थी। यह देखकर मेरा दिल बैठ गया। लेकिन तभी किस्मत ने साथ दिया। मुझसे ऊपर रैंक वाले उम्मीदवार ने इंदौर की बजाय ग्वालियर चुन लिया। मुझे विश्वास ही नहीं हुआ – MGM मेडिकल कॉलेज, इंदौर की आखिरी सामान्य सीट अब मेरी थी।

वाह! वह पल सचमुच जादुई लगा – मानो कोई चमत्कार हो गया हो। मुझे मध्य प्रदेश के प्रमुख मेडिकल कॉलेजों में से एक, MGM मेडिकल कॉलेज, इंदौर में सीट मिल गई थी। जो कभी असंभव लगता था... वही अब मेरी हकीकत बन चुका था।

मुझे अपनी अनगिनत जागी हुई रातें याद आईं। वे मीलों की पैदल यात्राएँ याद आईं। वह दर्द भी याद आया – जब मेरी जेबें खाली थीं, मैं अकेला था, फिर भी आगे बढ़ता रहा। मुझे सुनील याद आया, लाइब्रेरी याद आई, वे मेडल याद आए, जो न खा पाया वे व्यंजन याद आए – और सबसे बढ़कर, वह अडिग विश्वास आया जो सदा मेरे साथ था।

"सफलता अंत नहीं है और असफलता हार नहीं है—सबसे ज़रूरी है आगे बढ़ते रहने का साहस।" - विंस्टन चर्चिल (Winston Churchill)

उस दिन वह सिर्फ एक परिणाम नहीं था। वह इस बात का प्रमाण था कि विश्वास, मेहनत और धैर्य अंततः जीत ही जाते हैं। लेकिन संघर्ष अभी खत्म नहीं हुआ था।

मेरे माता-पिता के पास अब कोई जमीन नहीं बची थी जिसे गिरवी रखकर कर्ज लिया जा सके, और कोई बैंक मुझे शिक्षा ऋण देने को तैयार नहीं था। मैंने SBI में भी आवेदन किया, लेकिन बैंक मैनेजर श्री तिवारी जी जिनकी बेटी जबलपुर में MBBS कर रही थी, उन्होंने भी मेरा आवेदन अस्वीकार कर दिया। फीस जमा करने की आखिरी तारीख 31 जुलाई 2008 थी। दिन बीतते जा रहे थे, और मैं खुद को बिल्कुल असहाय महसूस कर रहा था।

मैंने उस समय के विधायक श्री मोतीलाल तिवारी जी से 29 जुलाई को मिला। उन्होंने खुद SBI के बैंक मैनेजर को फोन करके मेरा शिक्षा ऋण मंजूर करने का अनुरोध किया। और उसी दिन शाम 4 बजे तक हमारे हाथ में 40,000 रुपये का डिमांड ड्राफ्ट था। यह किसी दिव्य हस्तक्षेप से कम नहीं था।

एक और बात है, जिसे मैं यहाँ जरूर साझा करना चाहता हूँ... मैं हर प्रवेश परीक्षा चाहे वह AIPMT, MPPMT, AIIMS, AFMC या BHU हो के लिए मैं हमेशा अकेले ही सफर किया, वह भी जनरल डिब्बे में, बिना किसी डर के। जहाँ ज़्यादातर छात्र अपने माता-पिता या भाई-बहनों के साथ आते थे, मुझे वह सुविधा उपलब्ध नहीं थी। लेकिन इसी अनुभव ने मुझे मजबूत, एकाग्र और आत्मनिर्भर बनना सिखाया। आज के युवाओं के लिए मेरा यही संदेश है – सफल होने के लिए आपको सुविधाओं या हर समय सहारे की आवश्यकता नहीं चाहिए; आपको चाहिए थोड़ा साहस और अपने लक्ष्य की स्पष्टता।

आखिरकार सीट मिलने के बाद मैं इंदौर में अपने एक रिश्तेदार के घर पर ठहरा। मेरे सीनियर्स ने मुझे कॉलेज के हॉस्टल से दूर रहने की सलाह दी, क्योंकि वहाँ रैगिंग बहुत होती थी। तभी मेरा संपर्क डॉ. गौतम सिंह से हुआ, जो मेरे स्कूल के समय में मैहर शहर में SDM थे और हाल ही में उनका तबादला इंदौर हो गया था। उन्होंने मुझे एक प्राइवेट हॉस्टल दिलाने में मदद की, हालांकि वह हॉस्टल मेरे मेडिकल कॉलेज से काफी दूर था।

लगभग दो या तीन महीने बाद मेरे कुछ सहपाठी मित्रों नितिन, अभिषेक और विजय ने मुझे अपने फ्लैट में कम किराए पर साथ रहने का प्रस्ताव दिया। वह प्रस्ताव स्वीकार करने का निर्णय मेरे कॉलेज जीवन का एक महत्वपूर्ण मोड़ साबित हुआ। समय के साथ-साथ मैं अपनी पूरी MBBS की पढ़ाई के दौरान इसी समूह में अपने सहपाठी मित्रों और सिनियर्स के साथ रहा। उनके बीच रहकर बहुत समय बाद मुझे सचमुच अपनापन महसूस हुआ था। उनकी मित्रता मेरे जीवन की सबसे मजबूत भावनात्मक ताकत बन गईं।

5

संघर्ष से आत्म-खोज तक – मेरे MBBS के शुरुआती दिन

शुरुआत में मैं सिर्फ MBBS की कठिन पढ़ाई को संभालने की कोशिश कर रहा था, लेकिन इसी सफर में कहीं न कहीं मुझे अपने असली स्वरूप (अस्तित्व और आतंरिक ताकत) की पहचान भी होने लगी।

"*जीवन खुद को खोजने के बारे में नहीं है। जीवन तो खुद को बनाने की यात्रा है।*" – जॉर्ज बर्नार्ड शॉ (George Bernard Shaw)

"*हर कठिनाई के भीतर एक नया अवसर छिपा होता है।*" – अल्बर्ट आइंस्टीन (Albert Einstein)

MGM मेडिकल कॉलेज, इंदौर में प्रवेश मिलना मेरे लिए एक सपने के सच होने जैसा था। यह मेरी मेहनत, भगवान की कृपा और कई छोटे-छोटे चमत्कारों का परिणाम था। लेकिन यह सपना तो बस शुरुआत थी। जल्द ही मुझे समझ आ गया कि MBBS की पढ़ाई में टिके रहना केवल किताबों और परीक्षाओं तक सीमित नहीं है। यह तो जीवन को एक बिल्कुल नए तरीके से समझने और सीखने की यात्रा है।

MBBS के दौरान पढ़ाई का दबाव बहुत ज़्यादा था। मेरे आसपास के ज़्यादातर छात्र अंग्रेज़ी माध्यम से पढ़े हुए थे वे आत्मविश्वास से भरे और अपनी पढ़ाई में निपुण छात्र थे। वे जल्दी-जल्दी अपने नोट्स भी बना लेते थे। वहीं मैं एक साधारण हिंदी माध्यम की पृष्ठभूमि से आया हुआ छात्र था। उनके साथ कदम मिलाने के लिए मुझे हर अध्याय कई-कई बार पढ़ना पड़ता था।

मैं कठिन शब्दों और वाक्यों की हर एक पंक्ति पढ़कर उनका अर्थ समझता था। चाहे सवाल कितना भी साधारण क्यों न हो, मैं बिना झिझक उसे पूछ लेता था। मैं कई-कई रातों तक देर तक जागकर पढ़ाई

करता था ताकि पीछे न रह जाऊँ। यह रास्ता आसान नहीं था, लेकिन मैंने अपना मन मजबूत कर लिया था। मुझे थोड़ा अधिक समय लग सकता है, लेकिन मैं हार नहीं मानूँगा।

"यह मायने नहीं रखता कि आप कितने धीरे आगे बढ़ रहे हैं – बस आपको रुकना नहीं चाहिए।" – कन्फ्यूशियस (Confucius)

प्रैक्टिकल और वार्ड पोस्टिंग के समय कई बार मुझे लगता था कि जैसे मैं इस माहौल में पूरी तरह फिट नहीं हो पा रहा हूँ। कभी कभी मैं असहज और अनिश्चित महसूस करता था। लेकिन भीतर कहीं एक बड़ा बदलाव आ चुका था। अब मुझे संघर्ष से डर नहीं लगता था। मैंने अपनी कमजोरियों को स्वीकार करना और उन्हें शांत दृढ़ता के साथ सुधारना सीख लिया था।

शुरुआती महीनों में मुझे कई बार अपमान का सामना करना पड़ा। कभी मेरी कमजोर अंग्रेज़ी के कारण, कभी साधारण कपड़ों की वजह से। कभी-कभी मरीजों से बात करते समय मेरी झिझक पर भी लोग टिप्पणी करते थे। लेकिन मैंने इन बातों के बाद भी खुद को टूटने नहीं दिया। मैंने उसी असहजता को अपने आप को बेहतर बनाने की प्रेरणा बना लिया।

धीरे-धीरे मैंने अपनी बोलचाल की अंग्रेज़ी भाषा को सुधारना शुरू किया, फिर मैंने श्रेष्ठ स्थान प्राप्त करने वाले छात्रों को ध्यान से जाना कि वे कैसे पढ़ाई करते हैं, मैंने समझदारी से अच्छे नोट्स बनाना सीखा, विश्वविद्यालय की परीक्षाओं के लिए सही रणनीति बनाना भी सीखा, अस्पताल में मरीजों को देखने और उनके इलाज पर चर्चा (क्लिनिकल राउंड्स) के दौरान किसी मरीज की स्थिति (केस) को आत्मविश्वास के साथ प्रस्तुत करने का अभ्यास किया। ये छोटे-छोटे कदम असुरक्षा से आत्मविश्वास की ओर धीरे-धीरे एक बड़े बदलाव का हिस्सा बनते गए।

उस समय पैसों की कमी लगातार बनी रहती थी। सभी किताबें खरीदना मेरे लिए संभव नहीं था, इसलिए कभी उधार लेकर, कभी किताबों की फोटोकॉपी करके, तो कभी पुरानी किताबें खरीदकर मैंने अपनी पढ़ाई जारी रखी। मैं बहुत सादगी भरा खाना खाता था और किसी के साथ घूमने-फिरने या सामजिक रीती-रिवाजों के कार्यक्रम में जाने से भी बचता था। क्योंकि मेरे सामने एक स्पष्ट लक्ष्य था और इस लक्ष्य के आगे बाकी सारी बातें छोटी थीं।

"अनुशासन वह पुल है जो लक्ष्य को सफलता से जोड़ता है।" – जिम रोन (Jim Rohn)

धीरे-धीरे परिस्थितियाँ बदलने लगीं। मैं आंतरिक परीक्षाओं में बेहतर प्रदर्शन करने लगा। शिक्षकों की नजर भी मुझ पर पड़ने लगी। मेरा आत्मविश्वास बढ़ने लगा। मुझे महसूस होने लगा कि मैं यहाँ सिर्फ किस्मत से नहीं पहुँचा हूँ यह मेरा भी हक है और अब मैं इसे साबित करने के लिए पूरी तरह से तैयार था।

"जीवन की कठिनाइयाँ ही साधारण इंसान को असाधारण मंज़िल के लिए तैयार करती हैं।" – सी. एस. लुईस (C. S. Lewis)

सीनियर्स ने मुझे अपनापन देते हुए एक अनमोल सीख दी। उन्होंने मुस्कुराकर कहा, "सिर्फ किताबों में मत खो जाओ, इस खूबसूरत सफर को जीना भी सीखो। ये हमारे जीवन के वो सुनहरे साल हैं, जिन्हें तुम हमेशा याद रखोगे।" और सच में, उनकी बात सही थी। कॉलेज के शुरुआती छह महीने ऐसे सत्रों से भरे हुए थे, जिन्हें हम "इंट्रोडक्शन सेशन" कहते थे और आमतौर पर लोग इसे ही "रैगिंग" के नाम से जानते हैं।

उस समय यह सब बहुत अजीब और कठिन अनुभव था। हमसे कहा जाता था कि हम सभी सीनियर्स और अपने सहपाठियों के नाम याद रखें। बात करते समय हमें शर्ट के "तीसरे बटन" तक ही नजर रखनी

होती थी। चलते समय भी आँख उठाकर देखने की अनुमति नहीं थी। और कई बार हमें अजीब और कभी-कभी अपमानजनक निर्देशों का पालन भी करना पड़ता था। कई बार सीनियर्स की डाँट और गलियों का सामना करना पड़ता था। हमसे ऐसे अजीब काम करवाए जाते थे, जो हमारे लिए बहुत असहज होते थे। कभी हमें अपने अधिकांश कपड़े उतारने के लिए मजबूर किया जाता था। और कभी सिर्फ सीनियर्स के मनोरंजन के लिए हमसे अपने ही दोस्तों को गालियाँ देने को कहा जाता था।

समय के साथ हमें एहसास हुआ कि यह सब एक तरह से आपसी जुड़ाव का एक तरीका था। हर बार रैगिंग खत्म होने के बाद वही सीनियर्स हमें रेस्टोरेंट ले जाते थे और प्यार से सबसे अच्छा खाना खिलाते थे और पूरा बिल भी खुद ही चुकाते थे। धीरे-धीरे वही सीनियर्स हमारे मार्गदर्शक, रक्षक और परिवार जैसे बन गए। कॉलेज में एक अनकहा नियम था—अगर चाय-नाश्ते की दुकान पर कोई सीनियर मिल जाए, तो बिल वही चुकाता था, चाहे हमने जितना भी ऑर्डर किया हो।

उन्होंने हमें पढ़ाई के लिए बोन सेट, किताबें और अपने बनाए हुए नोट्स भी दिए। लेकिन उससे भी अधिक मूल्यवान था उनका मार्गदर्शन। उन्होंने हमें केवल पढाई का सही तरीका ही नहीं सिखाया बल्कि, उन्होंने हमें यह भी सिखाया कि एक सच्चे डॉक्टर की तरह खुद को कैसे प्रस्तुत किया जाता है। हमारा पहनावा कैसा होना चाहिए, दूसरों से कैसे बात करनी चाहिए और हर व्यक्ति से किस प्रकार सम्मान और गरिमा के साथ व्यवहार करना है।

यह सफर आसान नहीं था, लेकिन पूरी तरह सच्चा और जीवन बदलने वाला था। इन्हीं अनुभवों के बीच हम धीरे-धीरे मजबूत होते गए और साथ-साथ आगे बढ़ते रहे। कभी साथ बैठकर खाना खाया, कभी खुलकर हँसे, तो कभी देर रात तक पढ़ाई करते रहे, अचानक होने वाले वायवा का डर, दिल टूटने के पल और अनगिनत कप चाय के साथ लंबी

बातचीत – ये सब हमारे जीवन का हिस्सा बन गए थे। धीरे-धीरे हमारी बैच सिर्फ सहपाठियों का समूह नहीं रही। हम भाई-बहनों की तरह किस एक ही संघर्ष के साथी बन गए थे। हम सबके जीवन में अलग-अलग कहानियाँ थीं और जीवन के इस अध्याय ने मुझे एक गहरी सीख दी: अकेले चलने से रफ़्तार तेज हो सकती है, लेकिन साथ चलने से लंबी दूरी तय की जा सकती है।

बैच से आगे बढ़कर बने रिश्ते:

"मार्गदर्शक वह नहीं होता जो आगे रहते हुए सिर्फ यह बताए कि उसने कैसे सफलता पाई। सच्चा मार्गदर्शक वह होता है जो आपके साथ कदम से कदम मिलाकर चले और आपको आपकी असली क्षमता का एहसास कराए।" — अज्ञात (Unknown)

MBBS के शुरुआती दिनों में सीनियर्स के साथ बना वो अपनापन मेरे मेडिकल जीवन की सबसे खूबसूरत और यादगार अनुभूतियों में से एक था। आज भी मेरा संपर्क उन सीनियर्स से बना हुआ है, जो मुझसे पाँच या उससे अधिक साल आगे थे। उनमें से कई आज चिकित्सा जगत के प्रसिद्ध नाम बन चुके हैं। वे बड़े अस्पतालों में सेवाएँ दे रहे हैं और एक मजबूत पहचान बना चुके हैं और अपने-अपने क्षेत्र में विशेष विशेषज्ञ डॉक्टर के रूप में स्थापित हो चुके हैं।

केवल उनकी सफलता नहीं, बल्कि उनकी विनम्रता और हमेशा साथ निभाने की भावना उन्हें दूसरों से अलग और विशेष बनाती है। मैं डॉ. कृष्णा जी, डॉ. ललन जी, डॉ. मुकेश जी और ऐसे कई मार्गदर्शकों का आभारी हूँ। वे हमेशा मेरे लिए सिर्फ एक फोन कॉल की दूरी पर रहे हैं। चाहे किसी मरीज के जटिल केस में मदद चाहिए हो, या किसी मुश्किल निर्णय में मार्गदर्शन, या फिर सिर्फ हौसला बढ़ाने वाले कुछ शब्द की आवश्यकता हो, उन्होंने हमेशा बिना झिझक मेरा साथ दिया है। आज भी उनका आशीर्वाद और सहयोग मेरे साथ है। वास्तव में, वही सच्चे नायक हैं, जिन्होंने मुझे यह पुस्तक लिखने की प्रेरणा दी।

बीते दौर की रैगिंग भले ही कठोर और असहज लगती थी, लेकिन कई बार आगे चलकर वह सच्चे मार्गदर्शन का रूप ले लेती थी। जो शुरुआत में कॉलेज जीवन का एक कठिन परिचय लगता था, वह धीरे-धीरे आपसी सम्मान, गहरी दोस्ती और जीवनभर के मार्गदर्शन में बदल जाता था। आज मैं रैगिंग पर सख्त प्रतिबंध का पूरी तरह समर्थन करता हूँ, क्योंकि जीवन में किसी भी तरह का अपमान या उत्पीड़न सही नहीं है। लेकिन मुझे यह भी लगता है कि इस बदलाव में एक मूल्यवान बात कहीं खो गई है और वह है – सीनियर और जूनियर के बीच बनने वाला गहरा और अर्थपूर्ण संबंध।

आज स्थिति यह है कि अपने से दो-तीन बैच जूनियर छात्रों से भी उतना कोई ख़ास परिचय नहीं हो पाता है। वह नियमित मिलना-जुलना और एक बड़े परिवार की तरह रहना उसका हिस्सा होने का एहसास अब काफी कम हो गया है। जबकि हमारे पेशे में यही नेटवर्क बहुत मूल्यवान होता है। हम तो आज भी उन्हीं पुराने संबंधों पर पूरा भरोसा करते हैं – चाहे वह मरीजों के रेफरल के लिए हो, दूसरी चिकित्सकीय राय (सेकंड ओपिनियन) के लिए, नौकरी के अवसरों के लिए, या सिर्फ मनोबल बढ़ाने के लिए। वास्तव में यह हमारे पेशे की एक अनमोल ताकत है, जिसकी अहमियत अक्सर लोग समझ नहीं पाते।

मेरा मानना है कि हमें उस जुड़ाव की भावना को फिर से जीवित करना चाहिए। लेकिन यह किसी दबाव या डर से नहीं, बल्कि सच्चे मार्गदर्शन और मेंटरशिप के माध्यम से होना चाहिए। सम्मानजनक, व्यवस्थित और स्वेच्छा से होने वाले संवाद के जरिए। क्योंकि चिकित्सा केवल किताबों और सर्जरी तक सीमित नहीं है – यह इंसानों और उनके रिश्तों से जुड़ी होती है। और सही समय पर किसी सीनियर का सही मार्गदर्शन या एक प्रोत्साहन भरा शब्द भी किसी मरीज की पूरी जिंदगी बदल सकता है। यही एक अच्छे चिकित्सक के लिए धर्म का काम है और इसी में हमारे पेशे की सार्थकता सम्मिलित है।

दर्द को जीवन के उद्देश्य में बदलने की यात्रा:

10 अगस्त 2010 की वह शाम मेरे जीवन का एक ऐसा मोड़ बन गई, जिसे मैं कभी नहीं भूल सकता। उस दिन मैं एक मजिस्ट्रेट की बेटी को बायोलॉजी पढ़ाकर लौट रहा था। मैं अपने सहपाठी पुष्पराज की Hero Hunk मोटरसाइकिल चला रहा था। शाम लगभग 6 बजे, इंदौर की व्यस्त सड़कों पर अचानक मेरी टक्कर एक एक्टिवा सवार से हो गई। जिनसे मेरी टक्कर हुई बाद में पता चला कि वे एक ऑर्थोपेडिक सर्जन के भाई थे। वह दुर्घटना बहुत गंभीर और झकझोर देने वाली थी।

उस दुर्घटना में मेरे टखने के जोड़ (Ankle Joint) में गंभीर बाइमैलिओलर फ्रैक्चर हो गया था। मेरे पैर की हालत ऐसी थी मानो वह शरीर से अलग होकर ढीले गेंद की तरह लटक रहा हो। असहनीय दर्द के बीच भी मैंने हिम्मत जुटाई और तुरंत अपने दोस्त आभाष को फोन किया। आसपास मौजूद लोगों ने इंसानियत दिखाते हुए मेरी मदद की और मुझे पास के एक अस्पताल तक पहुँचाया। वहाँ मुझे प्राथमिक उपचार मिला: दर्द कम करने की दवाइयाँ दी गईं और घुटने के नीचे पट्टा चढ़ाया गया।

उसी कठिन समय में जैसे किस्मत ने भी मेरा साथ दिया जब डॉ. संजय आवासिया, जो एक चेस्ट फिजिशियन हैं और अक्सर उस अस्पताल में आते थे, उन्हें पता चला कि MGM मेडिकल कॉलेज का एक छात्र वहाँ भर्ती है। वे तुरंत मुझसे मिलने आए और बिना एक पल गंवाए शहर के प्रतिष्ठित ऑर्थोपेडिक सर्जन डॉ. सुनील राजन से संपर्क किया। फिर मुझे M.Y. (महाराजा यशवंतराव) अस्पताल ले जाया गया और उनकी देखरेख में भर्ती कर लिया गया।

दुर्घटना के बाद हमने आपसी समझ से कोई केस दर्ज नहीं करवाया, पर बाद में समझ आया कि यह निर्णय थोड़ा जोखिम भरा भी साबित हो सकता था।

जब डॉ. सुनील राजन मुझसे मिलने आए, तो उन्होंने मुस्कुराकर सिर्फ इतना कहा – "बढ़िया हो जाएगा तू।" उनके ये शब्द बहुत सरल

थे, लेकिन उनके इन शब्दों ने मुझे बड़ा भरोसा और बहुत सुकून दिया। ऐसा विश्वास और दिलासा केवल एक अनुभवी और महान डॉक्टर ही दे सकता है।

दर्द और तनाव के उस दौर ने मुझे यह भी महसूस कराया कि मेरे बैचमेट्स और सीनियर्स कितने अच्छे और दिल के साफ थे। मेरा कमरा हमेशा उनसे भरा रहता था। वे मुझे हँसाते थे, मेरे लिए अलग-अलग खाने की चीजें लाते थे और लगातार मेरा हौसला बढ़ाते रहते थे। उनकी वजह से सर्जरी का दर्द भी हल्का लगा था और वह तकलीफ का समय भी कैसे बीत गया, इसका मुझे एहसास ही नहीं हुआ। जब अस्पताल से छुट्टी का दिन आया, तो ऐसा लगा जैसे वह पूरा समय किसी पल की तरह गुजर गया हो।

संयोग से 15 अगस्त 2010 को JUDA (जूनियर डॉक्टर एसोसिएशन) की हड़ताल थी। फिर भी उस दिन ऑपरेशन होने वाला मैं अकेला मरीज था। यह मेरे लिए किसी चमत्कार से कम नहीं था। मेरे बड़े भाई भी आए और दिन-रात मेरे साथ ही रहे। मेरे बड़े भाई मेरे साथ ढाल की तरह खड़े रहे, लेकिन हम दोनों भाइयों ने ऑपरेशन होने तक अपने माता-पिता को इस बारे में कुछ नहीं बताया। अपने बड़े भाई के शांत चेहरे के पीछे छिपी चिंता मैं साफ महसूस कर पाता था।

उस घटना के दौरान मिला दर्द, इलाज, देखभाल और धीरे-धीरे ठीक होने की प्रक्रिया ने मेरी ज़िंदगी हमेशा के लिए बदल दी। उसी दिन मैंने मन ही मन तय किया कि मैं एक ऑर्थोपेडिक सर्जन बनूँगा। यह अब केवल करियर का फैसला नहीं था। यह मेरे जीवन का उद्देश्य बन गया था।

6

असफलताओं को सीढ़ी बनाकर आगे बढ़ना

असफलताओं का सामना करते हुए फिर से खड़े होना और अपनी सोच को नई दिशा देना

"हमारी किस्मत सितारों में नहीं लिखी होती, बल्कि वह हमारे अपने हाथों में होती है।" – विलियम शेक्सपियर (William Shakespeare)

"मैं असफल नहीं हुआ हूँ, मैंने ऐसे सिर्फ 10,000 तरीके खोजे हैं जो काम नहीं करते।" – थॉमस एडिसन (Thomas Edison)

एक छात्र से डॉक्टर बनने का परिवर्तन उस दिन नहीं होता जब डिग्री मिलती है। यह एक धीमा क्रम-विकास होता है, जो छोटे-छोटे फैसलों, मौन समर्पण और अंदरूनी मजबूती के अनगिनत पलों से बनता है। मेरे फाइनल ईयर और इंटर्नशिप के दिन भी प्रेरणा और चुनौतियों से भरे हुए थे। कभी पूरा ध्यान और उत्साह था, तो कभी निराशा और कठिनाइयाँ भी महसूस होती थी। लेकिन इन सबके बीच एक चीज हमेशा बनी रही – आगे बढ़ने और खुद को लगातार बेहतर बनाने की कोशिश।

दुर्घटना के बाद का कठिन समय:

टखने (एड़ी) की सर्जरी के बाद ठीक होने का सफर सिर्फ शरीर के घाव भरने तक सीमित नहीं था। उसने मुझे भावनात्मक और मानसिक रूप से भी परखा। दुर्घटना में शामिल बाइक पुलिस ने जब्त कर ली थी। उसे छुड़ाने के लिए मुझे बार-बार पुलिस स्टेशन और अदालत के चक्कर लगाने पड़े। यह सब उस समय हो रहा था जब मेरे पैर में घुटने के नीचे प्लास्टर लगा हुआ था। मैं वॉकर के सहारे चल रहा था और अब इस पूरी मुश्किल में मेरे साथ मेरे परिवार का कोई सदस्य भी नहीं था। आखिरकार बाइक की जमानत के लिए मुझे अदालत तक जाना पड़ा।

उस मुश्किल समय में डॉ. संजय अवासिय और डॉ. अरविंद शुक्ला मेरे साथ अभिभावक की तरह खड़े रहे। उनके निरंतर सहयोग और प्रयासों की बदौलत यह मामला अंततः आपसी सहमति से सुलझ गया।

उस मुश्किल घटना ने मुझे जीवन का एक महत्वपूर्ण सबक सिखाया: कभी भी कानूनी सावधानियों को हल्के में नहीं लेना चाहिए। चाहे सामने वाला कितना ही परिचित क्यों न हो, या फिर वह मेडिकल क्षेत्र से ही क्यों न जुड़ा हो। ऐसी स्थिति में हमेशा MLC (मेडिको-लीगल केस) दर्ज करवाने पर जोर देना चाहिए। संकट के समय भावनाओं को कभी भी कानूनी समझदारी पर हावी नहीं होने देना चाहिए।

अनुशासन और दृढ़ निश्चय के साथ की गई वापसी:

जिंदगी हमें अलग-अलग तरीकों से परखती है – सिर्फ शारीरिक रूप से नहीं, बल्कि मानसिक और भावनात्मक रूप से भी। मेरे MBBS के सफर का सबसे मुश्किल दौर तब आया, जब मेरे टखने में फ्रैक्चर हो गया। मैंने अपने दूसरे प्रोफ़ेशनल साल की शुरुआत से ही कड़ी मेहनत करने का पक्का इरादा कर लिया था, लेकिन यह चोट ऐसे समय पर लगी, जब पढ़ाई बहुत महत्वपूर्ण मोड़ पर थी। मैं बिस्तर पर पड़ा रहा और लगभग 2–3 महीने की कक्षाएँ छूट गईं। धीरे-धीरे सिलेबस बढ़ता गया और जल्दी ही इस पढ़ाई के बोझ ने मेरे आत्मविश्वास को दबाना शुरू कर दिया था।

जब मैंने अपने सहपाठियों को आगे बढ़ते देखा, तो मुझे लगा कि मैं वहीं रुक गया हूँ। मेरे मन में धीरे-धीरे खुद पर ही संदेह बढ़ने लगा और मैं चुपचाप एक गहरी उदासी में डूबता जा रहा था। जो कुछ मैंने अपने लिए सोचा था, वह सब बिखरता हुआ सा लगने लगा। ऐसा महसूस होने लगा जैसे असली संघर्ष शुरू होने से पहले ही मैं हार रहा हूँ। उस मुश्किल समय में मेरे पास केवल दो रास्ते बचे थे:

या तो मैं अपने पछतावे के साथ बैठा रहता और उसी अंधेरे में घिरा रहता, या फिर अपने टूटे हुए हौसलों को समेटकर खुद आगे बढ़ता। यही सही था, इससे धीरे-धीरे मेरा आत्मविश्वास वापस आने लगा। समय के साथ मैंने फिर से अपनी लय पकड़ ली।

जब मैं शारीरिक रूप से ठीक हुआ, तो नई ऊर्जा और जोश के साथ वापस लौटा। अब मेरे पास समय बर्बाद करने का कोई मौका नहीं था। हर सुबह 7 बजे मैं सीधे रीडिंग रूम जाता था, जिसे हम MBBS छात्र प्यार से "बॉक्स" कहते थे। वहीं हम सुबह से लेकर आधी रात तक किताबों में डूबे रहते थे। दर्द, अस्पताल के चक्कर, और पुलिस की औपचारिकताएँ – इन सभी कठिनाइयों ने मेरे अंदर एक बड़ा बदलाव ला दिया था: इन सब ने मेरे ध्यान, मेरी एकाग्रता को पहले से कहीं तेज और मजबूत बना दिया था।

उस कठिन दौर ने मुझे दो गहरी सीखें दीं:

(1) कभी-कभी हमारा दर्द ही हमारी सबसे बड़ी ताकत बन जाता है। और

(2) कभी-कभी खुद को फिर से खड़ा करने के लिए सबसे पहले हमें खुद ही अपने ऊपर विश्वास करना पड़ता है।

फाइनल ईयर – उत्कृष्टता की शुरुआत:

अब मेरे जीवन के लक्ष्य मुझे धीरे-धीरे स्पष्ट होने लगे थे। मैं ऑर्थोपेडिक्स (हड्डी रोग विशेषज्ञता) की ओर अधिक आकर्षित होने लगा था, जिसकी प्रेरणा मुझे अपनी चोट और डॉ. सुनील राजन का उत्कृष्ट काम था। फाइनल ईयर बहुत कठिन था, क्योंकि इसमें मेडिसिन, सर्जरी, पीडियाट्रिक्स जैसे बड़े और गहन विषय थे। लेकिन हैरानी की बात यह थी कि मुझे यह मेहनत अच्छी लगने लगी थी। मैंने ट्यूशन पढ़ाना भी जारी रखा। आर्थिक रूप से यह जरूरी भी था और उससे भी ज्यादा यह मुझे मानसिक रूप से सक्रिय और सामाजिक रूप से जोड़े रखता था।

इंटर्नशिपः खुद को तराशने का समयः

इंटर्नशिप वह समय था, जहाँ असली परीक्षा शुरू हुई। अब यह केवल किताबों तक सीमित नहीं था – बल्कि यह काम करने, ज़िम्मेदारी उठाने और भावनात्मक रूप से मज़बूत रहने के बारे में था। मुझे आज भी याद है, जब पहली बार मैंने प्रसूति एवं स्त्री रोग वार्ड में एक मरीज की नस में IV फ्लूइड (इंट्रावेनस फ्लूइड/ सलाइन) देने के लिए सुई लगाई थी। उस समय मैं बहुत घबराया हुआ था। मरीजों को संभालना, चिंतित परिजनों को समझाना और तुरंत फैसले लेना – इन सबने मुझे एक दिन में उतना सिखाया, जितना मैं हफ़्तों तक क्लासरूम में रहकर भी नहीं सीख पाता।

इसी दौरान मेरा चंदू और अरुण के साथ एक मज़बूत स्टडी सर्कल बना। हम तीनों हर दिन एक-दूसरे को आगे बढ़ने के लिए प्रेरित करते थे। हम क्लिनिकल केस, पिछले वर्षों के PG प्रश्न और NEET PG की रणनीतियों पर चर्चा करते थे। हम नियमित रूप से भाटिया टेस्ट सीरीज़ में अच्छा प्रदर्शन करते थे, जिससे हमारा आत्मविश्वास बढ़ता गया। हमें सच में लगने लगा था कि हमारा चयन अब बहुत करीब है।

अन्य क्षेत्रों में ग्रेजुएशन के बाद आगे बढ़ने का रास्ता आसान हो जाता है, लेकिन मेडिकल क्षेत्र में प्रतियोगिता कभी खत्म नहीं होती – बल्कि और बढ़ जाती है। हर छात्र को प्री-पी.जी. प्रवेश परीक्षा की कठिन परीक्षा से गुजरना पड़ता है। इसके लिए स्पष्ट सोच, सही योजना और कड़ा अनुशासन बहुत जरूरी होता है।

एक कड़वी सच्चाई जो मैंने देखी है, वह यह है कि कई छात्र MBBS सीट मिलने के बाद अपनी दिशा खो देते हैं। उन्हें लगता है कि मंज़िल मिल गई है, जबकि हकीकत इससे बिल्कुल अलग होती है। MBBS अंतिम मंजिल नहीं है, यह सिर्फ एक नींव है। यहीं से जीवन में संतुलन बनाना बहुत जरूरी हो जाता है। आप अपनी नई आज़ादी का आनंद ले सकते हैं, लेकिन अगर आगे का रास्ता स्पष्ट नहीं होगा, तो भटकना

आसान हो जाता है। आज मैं इसके परिणाम साफ तौर पर देख सकता हूँ।

जिन सहपाठियों ने शुरू में अपना लक्ष्य तय नहीं किया, उन्हें मुश्किलों का सामना करना पड़ा। सिर्फ पढ़ाई में ही नहीं, बल्कि जीवन के फैसलों में भी वे उलझ गए। कुछ छात्रों को अपनी शाखा चुनने या परीक्षा पास करने में 3 से 5 साल लग गए या कुछ छात्र दुर्भाग्य से पूरी तरह भटक गए और पहले वर्ष में ही असफल हो गए।

मेडिकल कॉलेज में पहले वर्ष में असफल होना बहुत अकेलापन ला सकता है। आप अपने बैच से सामाजिक और शैक्षणिक दोनों ही स्तर पर अलग हो जाते हैं, और फिर सब बहुत कठिन लगने लगता है। मैंने कई प्रतिभाशाली लोगों को सिर्फ इस दूरी की वजह से अपना आत्मविश्वास खोते देखा है। सौभाग्य से, मैं अपने लक्ष्य पर केंद्रित था। मेरा ऑर्थोपेडिक्स बनने का उद्देश्य बिल्कुल स्पष्ट था। इसी स्पष्टता ने मुझे इंटर्नशिप के दौरान अनुशासन और ऊर्जा के साथ आगे बढ़ने में मदद की। मैंने पूरी लगन से पढ़ाई की – किसी दबाव में नहीं, बल्कि अपने उद्देश्य से प्रेरित होकर।

"*अंधा होना उतना बुरा नहीं है, जितना कि आँखें होते हुए भी जीवन में कोई लक्ष्य या सपना न होना।*" – हेलेन केलर (Helen Keller)

"आप हमेशा प्रेरित नहीं रह सकते, इसलिए खुद को अनुशासित बनाना सीखना बहुत ज़रूरी है।" – अज्ञात

एक अप्रत्याशित झटका:

इंटर्नशिप शुरू हुए अभी सिर्फ दो-तीन महीने ही हुए थे। मैं अपने काम और टेस्ट के रिज़ल्ट में अपने सबसे अच्छे दौर में था। तभी अचानक एक ऐसी घटना हुई, जिसने मेरी पूरी दुनिया हिला कर रख दी। मेरी माँ फिसल गईं और उनकी कोहनी (ओलेक्रेनॉन) में फ्रैक्चर हो गया। संयोग से, उन्हें उसी अस्पताल में भर्ती किया गया और ऑपरेशन

हुआ, जहाँ मैं काम करता था। जिन गलियारों में मैं रोज़ आत्मविश्वास के साथ चलता था, वहीं अपनी माँ को एक मरीज की तरह स्ट्रेचर पर लेटे देखना मेरे लिए बेहद दर्दनाक और भावनात्मक पल था। उस दृश्य ने मुझे अंदर तक झकझोर दिया।

लेकिन दर्द और परेशानियों के बावजूद, मैंने अपने ध्यान और तैयारी को कमजोर नहीं होने दिया। मैंने हर दबाव के बीच खुद को शांत रखना सीखा और आगे बढ़ता रहा। वह घटना मेरे लिए एक गहरी सीख बन गई – कि डॉक्टर बनने का क्षेत्र हो या ज़िंदगी, मजबूत बने रहना कोई विकल्प नहीं होता; यह बेहद ज़रूरी होता है।

मेरी माँ – मेरी पहली प्रेरणा (हीरो):

मेरी माँ मेरी ज़िंदगी के सबसे मजबूत लोगों में से एक हैं, जिन्हें मैंने अपनी ज़िंदगी में देखा है। फ्रैक्चर होने के बाद भी वे कभी ज़्यादा भावुक या परेशान नहीं हुईं। उनकी असली ताकत उनकी शांति में थी – वे हर परिस्थिति में सकारात्मक, शांत और मजबूत बनी रहीं।

उन्होंने कभी भी मुझ पर किसी खास स्ट्रीम या करियर चुनने का दबाव नहीं डाला। बल्कि वे हमेशा मुझ पर पूरा भरोसा रखते हुए मुझे प्रेरित करती रहीं और कहती थीं, “तुम ज़रूर सफल होगे।” उनका यही विश्वास मेरे लिए सबसे बड़ी ताकत बन गया।

आज भी मुझे यह सोचकर हैरानी होती है कि इतनी बड़ी तकलीफ़ के बाद भी उन्होंने कितनी जल्दी खुद को संभाल लिया और फिर से अपने काम में लग गईं। उन्होंने कभी मुझे यह एहसास नहीं होने दिया कि मैं उन पर बोझ हूँ... बल्कि हर पल उन्होंने मुझे आगे बढ़ने की हिम्मत देती रहीं। उनकी ताकत और उनके त्याग के कारण ही मैं अपनी पढ़ाई पर पूरी तरह ध्यान दे पाया, क्योंकि मुझे पता था कि मेरे पीछे कोई है जो चुपचाप सब कुछ संभाल रहा है। वो मेरे जीवन की असली प्रेरणा (हीरो) हैं... और हमेशा रहेंगी।

मैं लगातार पढ़ाई में मेहनत करता रहा और अपना पूरा प्रयास देता रहा, और आखिरकार मैंने NEET PG की परीक्षा दी। लेकिन दुर्भाग्य से, मेरी रैंक लगभग 6000 आई। भीतर से मैं जानता था कि इस रैंक से मुझे ऑर्थोपेडिक्स में सीट नहीं मिलेगी। यह निराशाजनक था, लेकिन इतना भी नहीं कि मैं टूट जाऊँ। क्योंकि एक बात साफ हो चुकी थी कि मैं हार मानने वाला नहीं था। इसलिए मैंने खुद को फिर से संभाला, एक गहरी सांस ली और अगले प्रयास की तैयारी शुरू कर दी।

"*ज़िंदगी हर किसी को कभी न कभी तोड़ती है, लेकिन कुछ लोग उन्हीं टूटे हुए टुकड़ों से खुद को फिर से जोड़ते हैं और पहले से भी ज़्यादा मजबूत बनकर उभरते हैं।*" – अर्नेस्ट हेमिंग्वे (Ernest Hemingway)

7

एक मौन सहारा

"शांत पानी गहरा होता है।" – अज्ञात

"कुछ लोग हमारी ज़िंदगी में आते हैं और इतना सुंदर असर छोड़ जाते हैं कि आपको मुश्किल से ही याद रहता है कि उनके बिना ज़िंदगी कैसी थी।" - अन्ना टेलर (Anna Taylor)

मेडिकल कॉलेज की शोर-भरी दुनिया के बीच उसकी शांत मौजूदगी मुझे सुकून देती थी – वह ज़्यादा नहीं बोलती थी, लेकिन उसकी खामोश मौजूदगी मुझे थामे रखती थी, जब चारों ओर सब कुछ अनिश्चित-सा लगता था।

मेरी एमबीबीएस की उस उथल-पुथल भरी ज़िंदगी में – जहाँ बिना नींद की रातें, परीक्षा का तनाव और डॉक्टर बनने के सपने मेरे मन के हर हिस्से में बसे थे – वहाँ एक शांत और सुकून भरी याद हमेशा मेरे साथ रही।

वह अपने परिवार के साथ उसी अपार्टमेंट में रहती थी जहाँ मैं रहता था। वह सदा ही सम्मानजनक और विनम्र स्वभाव की रही। वह मुझे हर बार एक हल्की सी मुस्कान के साथ नमस्ते करती और मुझे "सर" कहकर बुलाती थी, क्योंकि मैं उसका सीनियर था।

हमारी बातें साधारण ही होती थीं – ज्यादातर पढ़ाई के आस-पास घूमती हुई। मैं उसे अक्सर बताता था कि किन विषयों पर ध्यान देना है और तैयारी कैसे करनी है। हालाँकि मैंने हमेशा अपनी सीमाएँ स्पष्ट रखीं, फिर भी हमारे बीच कुछ अनकहा था – एक शांत-सा सम्मान और एक खामोश अपनापन।

एक सफर जो मुझे झकझोर गया:

उस समय मेरे पास अपना कोई वाहन नहीं था। मैं रोज़ पैदल ही कॉलेज जाता था—अपने विचारों में खोया हुआ, शांत और अलग-सा। मुझे याद है, मैं अक्सर उसके बारे में सोचता था। वह हमेशा बहुत सुंदर लगती थी और उसके चेहरे पर हमेशा मुस्कान रहती थी।

एक सुबह, जब मैं अपने रास्ते पर चला जा रहा था, न जाने क्यों मेरे ख्याल बार-बार उसी की तरफ जा रहे थे। तभी अचानक एक स्कूटी पेप मेरे पास आकर रुकी और उस स्कूटी को चलाने वाली युवती ने अपने चेहरे को स्कार्फ से ढक रखा था।

"सर, क्या आप मेरे साथ चलेंगे? मैं आपको कॉलेज छोड़ देती हूँ," उसने कहा।

मैं एकदम से चौंक गया, और मैं कुछ कह पाता उससे पहले ही उसने अपना स्कार्फ हटा दिया। वह पल किसी सपने जैसा लगा। मैं कुछ क्षणों के लिए उलझा रहा, समझ नहीं पाया कि स्वीकार करूँ या नहीं। लेकिन आखिर में मैं उसकी स्कूटी पर बैठ गया।

उस छोटे से सफर ने मेरे भीतर कुछ गहराई तक बदल दिया। कुछ पल के लिए दिल तेज़ धड़कने लगा, और मैं हैरान रह गया। ऐसा नहीं था कि कुछ खास हुआ, फिर भी सब कुछ अलग लग रहा था। क्योंकि बहुत समय बाद किसी ने मुझे देखा था, महसूस किया, मेरी परवाह की थो। अब मैं अकेला नहीं था।

लेकिन वह सुकून ज्यादा देर तक नहीं रहा। कॉलेज पहुँचते ही सब कुछ बदल गया। जैसे ही मैं कॉलेज पहुँचा, किताबें सामने थीं, क्लास चल रही थी, लेकिन मेरा मन पढ़ाई में नहीं लग रहा था। बार-बार मेरा ध्यान स्कूटी की सवारी, उस लड़की की सुंदर आवाज़ और उसके उस छोटे से अपनेपन के व्यवहार की तरफ चला जा रहा था। मैं चाहकर भी उसे अपने दिमाग से निकाल नहीं पा रहा था।

उस शाम, बहुत देर तक सोचने के बाद मैंने खुद को समझाया और एक फैसला लिया। मैंने उसे मैसेज किया:

"कृपया मुझे दोबारा लिफ्ट मत देना।"

यह आसान नहीं था। मुझे एहसास था कि मेरी इस बात से उसे बुरा लग सकता है। लेकिन मैंने खुद से एक वादा किया था – चाहे कोई भी ध्यान भटकाने वाली चीज़ हो, मुझे अनुशासित रहना है। मेरा लक्ष्य साफ था, और मैं किसी भी चीज़ – यहाँ तक कि किसी की अच्छी भावना को भी अपने रास्ते से भटकाने की इजाज़त नहीं दे सकता था।

एक खामोश ताकत का स्रोत:

उसने मेरे फैसले को पूरे सम्मान के साथ स्वीकार किया। उसने कभी इस बात को दोबारा नहीं छेड़ा। शायद उसे इसकी ज़रूरत ही नहीं थी। मुझे बातचीत से कहीं ज्यादा मायने रखने वाली चीज़ मिली – एक गहरा, अनकहा सम्मान।

ऐसा बिल्कुल नहीं था कि मेरी ज़िंदगी में प्यार या अपनापन के लिए कोई जगह नहीं थी – लेकिन मैंने खुद से बस एक वादा किया था कि अपने लक्ष्य पर ध्यान देना मेरे लिए किसी भी समझौते से परे रहेगा।

क्या वो कोई ऐसी थी जिसके साथ मैं किसी रिश्ते में जुड़ा था? क्या वह एक सामान्य प्रेम कहानी थी? नहीं... वो कुछ और ही थी – एक पवित्रता की झलक, एक सच्चे मानवीय जुड़ाव का प्रतीक।

आज भी जब मैं उन दिनों की ओर पलटकर देखता हूँ, तो उसकी यादों के बिना मेरी प्रेरणा की यात्रा अधूरी सी लगती है। वो थी तो खामोश... लेकिन उसकी वही खामोशी मेरे लिए एक ऐसी ताकत बन गई, जिसने मुझे बार-बार ये याद दिलाया कि अपने लक्ष्य पर अडिग रहना, दिल को पत्थर बना लेना नहीं होता। कभी-कभी, ज़िंदगी में प्यार और प्रेरणा सबसे अनजाने, सबसे अनपेक्षित रास्तों से हमारे पास आते हैं और वही हमें सबसे गहराई से छू जाते हैं।

उसका शांत समर्थन कभी बड़े इशारों या रोमांटिक दिखावे के बारे में नहीं था वो उसकी हमेशा साथ रहने वाली मौजूदगी थी... उसके शब्दों की कोमलता थी... और उसकी आँखों में बसी अपनेपन की ऊष्मा, जिसने मुझे पहली बार यह एहसास दिलाया कि कोई मुझे सच में देख रहा है, समझ रहा है – न सिर्फ एक छात्र के तौर पर, न ही एक बनने वाले डॉक्टर के रूप में, बल्कि एक ऐसे इंसान के रूप में, जो हर दिन अपनी सच्चाई के साथ पूरी कोशिश कर रहा था।

उस अध्याय का अंतिम पड़ावः

जहाँ मैं NEET-PG की तैयारी में अपनी पूरी मेहनत और पूरा अनुशासन झोंक चुका था, वहीं उसकी यात्रा अभी शुरू ही हुई थी। वह अपनी इंटर्नशिप के साथ उसी जुनून और दृढ़ता से आगे बढ़ रही थी। दिन में वह कोचिंग जाती और शाम को मेरे साथ बैठकर मुश्किल विषयों को धैर्यपूर्वक समझाती थी।

पिछले साल मेरी तैयारी में जो भी कमियाँ रह गई थीं, उन्हें पूरा करने में उसने मेरी मदद की। वह मुझे लगातार पढ़ते रहने, ध्यान बनाए रखने और यह विश्वास रखने के लिए प्रेरित करती रही कि मेरी मनचाही शाखा कोई दूर की चीज़ नहीं है।

आखिरकार, वो दिन आ ही गया जिसका मुझे इंतजार था – मेरा चयन हो गया था और मुझे मेरी पसंदीदा MS ऑर्थोपेडिक्स की सीट मिल गई थी। लेकिन किस्मत को कुछ और ही मंजूर था। उस साल उसका चयन नहीं हो पाया।

मेरी सफलता की खुशी अचानक अधूरी लगने लगी। वह रो पड़ी। मैं खामोश खड़ा था। कहीं अंदर ही अंदर, मुझे लगा कि काश इस कहानी का अंत कुछ और होता।

लेकिन ज़िंदगी, वो हमेशा संतुलन सिखाती है। यहाँ खुशी और दर्द साथ-साथ चलते हैं, जीत और हार एक ही कहानी के हिस्से होते हैं, सब कुछ जैसे एक ही डोर में पिरोया हुआ हो।

इस पुस्तक में, कहीं न कहीं पंक्तियों के बीच आपको उसकी एक हल्की सी झलक मिल सकती है। और इस पुस्तक के दूसरे भाग में, शायद आपको यह भी पता चले कि हमारी कहानी के लिए भाग्य ने क्या लिखा था – क्या वह कहानी पूरी हुई, या फिर खूबसूरती से अधूरी रह गई? क्योंकि कुछ लोग आपके भविष्य का हिस्सा बनने के लिए नहीं आते, वे हमें आकार देने के लिए आते हैं, और फिर चुपचाप चले जाते हैं, अपने पीछे छोड़ जाते हैं – मजबूती, कृतज्ञता और एक निःशब्द खामोशी।

कुछ सहारे कभी आवाज़ नहीं करते। वो बस खामोशी से आपको थामे रहते हैं – जब तक कि आप खुद अपने पैरों पर खड़े होने लायक मजबूत न हो जाएँ।

8

ऑर्थोपेडिक्स का सफरनामा

मेरी ऑर्थोपेडिक्स यात्रा का आरंभ।

"*जैसे कोई रत्न बिना घिसे अपनी चमक नहीं पा सकता, वैसे ही इंसान भी बिना संघर्षों के खुद को निखार नहीं सकता।*" – एक चीनी कहावत

"*ज़िंदगी की कठिनाइयाँ ही अक्सर एक साधारण इंसान को असाधारण मुकाम तक पहुँचने के लिए तैयार करती हैं।*" – सी. एस. लुईस (C.S. Lewis)

ऑर्थोपेडिक्स ने मुझे खुले हाथों से स्वागत नहीं किया – इसने मुझे सीधे संघर्ष की आग में फेंक दिया।

हमारी पीजी की यात्रा की शुरुआत भोपाल से हुई, जिसे मध्य प्रदेश का दिल कहा जाता है, एक ऐसा शहर जो अपनी झीलों, घने जंगलों और बहती नदियों के लिए जाना जाता है। गांधी मेडिकल कॉलेज वहां अपने शांत और गरिमापूर्ण रूप में खड़ा था, और हॉस्टल के ठीक सामने एक शांत झील फैली हुई थी, जो उस शांति को दर्शा रही थी जिसमें हम जल्द ही खोने वाले थे।

ऑर्थोपेडिक्स का सफर आसान नहीं था। यह एक युद्ध जैसा था, और मैं उसमें नया-नया शामिल हुआ था। आज जब मैं पीछे मुड़कर देखता हूँ तो मुझे लगता है कि यह मेरे जीवन के सबसे महत्वपूर्ण और कठिन दौरों में से एक था। आज भी जब मैं अपनी आँखें बंद करता हूँ, तो पोस्ट-ग्रेजुएशन के शुरुआती दिन साफ़-साफ़ याद आ जाते हैं। वह एक ऐसा दौर था जिसने मेरी सीमाओं को परखा, कई बार मुझे भीतर तक तोड़ा, लेकिन अंततः आज उसी ने मुझे एक बेहतर और मजबूत डॉक्टर के रूप में स्थापित कर दिया।

मैं खुद को भाग्यशाली मानता हूँ कि मुझे गांधी मेडिकल कॉलेज, एक प्रतिष्ठित सरकारी संस्थान में शामिल होने का मौका मिला। वहाँ

मैंने न केवल अपनी रुचि के क्षेत्र में पढ़ाई की, बल्कि कुछ बहुत ही सच्चे और अच्छे दोस्त भी मिले – वे बुद्धिमान, विनम्र थे और आज भी मेरे जीवन में नज़दीकी साथी हैं। हमारा हॉस्टल एक विशाल तालाब के सामने था। मुझे आज भी स्पष्ट रूप से याद है वह दृश्य – शांत पानी धीरे-धीरे आसमान का प्रतिबिंब दिखा रहा था, मानो हर दिन की हलचल से पहले एक क्षण का सुकून दे रहा हो।

हर नया दिन एक नई कहानी के साथ शुरू होता था:

तारीख 31 मई – विभाग में हमारा पहला दिन। हम नौ पीजी के छात्र रूम के अंदर आए, हमारे चेहरों पर उत्साह और हल्की सी घबराहट दोनों साफ़ दिखाई दे रही थी। कैजुअल्टी (आपातकालीन विभाग) में हमारी पहली पोस्टिंग थी।

मुझे आज भी वह छोटा, कांच की दीवारों और बहुत भीड़ वाला कमरा स्पष्ट रूप से याद है। मई की गर्मी असहनीय थी। हवा में तनाव घुला हुआ था, दर्द की कराहें थीं, केस शीटों की सरसराहट गूँज रही थी और एंटीसेप्टिक (रोगाणुरोधी दवा) की तीखी गंध चारों ओर फैली थी।

इन सबके बीच एक टेबल थी, जिस पर ढ़ेरों एक्स-रे, मरीजों की फाइलें और अधूरे लिखे हुए नोट्स रखे हुए थे। उसके चारों ओर सीनियर्स मशीन की तरह एकाग्रचित्त होकर काम कर रहे थे – स्लैब (प्लास्टर) लगाना, फ्रैक्चर ठीक करना, और घावों का ड्रेसिंग करना। उनके कोट (एप्रन) पसीने से भीगकर पीठ पर चिपके हुए थे, लेकिन उन्होंने रुकने का नाम नहीं लिया।

मरीज कराह रहे थे। कुछ चिल्ला रहे थे। कुछ मरीजों ने हमें बहुत समय तक इंतजार करने के बाद, निराशा और गुस्से से देखा। वहाँ बस अफरा-तफरी थी – वास्तविक, बिना किसी सौम्यता या सौंदर्यीकरण के। और वहीं, उस दर्द और आपातकाल के तूफान के बीच, हमारी असली यात्रा आरंभ हुई।

हम जैसे ईमानदार और पढ़ाई में गंभीर छात्र, जिन्होंने ऑर्थोपेडिक्स को सुव्यवस्थित ऑपरेशन और क्लिनिकल मामलों का क्षेत्र माना था, उस वास्तविकता को देखकर चौंक गए। हम में से कुछ, जिसमे मैं भी शामिल था, गंभीरता से यह सोचने लगे कि क्या हमने सच में सही रास्ता चुना।

उसी दिन, हमारा एक साथी इस सब को सहन नहीं कर पाया। उसने अपनी बहन की शादी का बहाना बनाकर छुट्टी ले ली और वहाँ से चला गया – लेकिन वह कभी वापस नहीं आया। ऐसा वह अकेला नहीं था – समय के साथ, तीन और उम्मीदवार इस कठिनाई को झेल नहीं पाए और कोर्स छोड़कर चले गए। काम का दबाव बहुत अधिक था। मरीजों का आना लगातार जारी था।

और हम, नए और अनुभवहीन, अभी मूल बातों में भी कुशल नहीं थे – फ्रैक्चर ठीक करना, स्लैब (प्लास्टर) लगाना, आपातकालीन एक्स-रे समझना। सब कुछ नया लग रहा था, और सब कुछ हमें थका रहा था। दिन खत्म होता और रात शुरू होती, हम शारीरिक तौर पर और मानसिक रूप से थके हुए होते थे।

पहले पांच-छह महीनों तक, हमें मुश्किल से ही समय मिलता था कि हम हॉस्टल लौटकर ठीक से नहाएं या अपने एप्रन बदलें। लंबे, दाग़दार एप्रन, अव्यवस्थित बाल और छोटे कंधे के बैग – ये सब ऑर्थोपेडिक्स के पहले वर्ष के रेज़िडेंट (प्रशिक्षु डॉक्टर) की पहचान बन गए थे।

लेकिन धीरे-धीरे, कुछ बदलने लगा। हम ढलने लगे, सीनियर्स से सीखने लगे। ध्यान से देखने लगे, सवाल पूछने लगे और अभ्यास करने लगे। हमारे हाथ धीरे-धीरे निपुण और भरोसेमंद बनते गए, हमारी आँखें पैटर्न पहचानने लगीं, और हमारे मन ने इस अफरा-तफरी को स्वीकार करना शुरू कर दिया – अब इसे हम अव्यवस्था की तरह नहीं, बल्कि जीवन की वास्तविक चिकित्सा की जीवंत धारा के रूप में देखने लगे।

और उसी तूफानी माहौल के बीच, असली दोस्ती का जन्म हुआ। नए रिश्ते बने एयर-कंडीशन वाले क्लासरूम में नहीं, बल्कि पसीने से भीगे

स्क्रब्स (डॉक्टर और नर्स का यूनिफार्म) में, रात 3 बजे फ्रैक्चर ठीक करने के समय, रात की ड्यूटी के बाद साथ में 20-20 बिस्कुट और चाय की चुस्कियों में, और भावनात्मक टूटन के समय चुपचाप एक-दूसरे का सहारा बनने में।

लेकिन उस थकावट के बीच, मुझमें कुछ बदलने लगा। हम ऐसे मरीजों का उपचार कर रहे थे जिनके पुराने, ठीक न होने वाले घाव केवल त्वचा तक सीमित नहीं थे। मैं उनके अंदर छिपे भावनात्मक दर्द और असहायपन को महसूस करने लगा। और तब मुझे समझ आया: चिकित्सा केवल हड्डियाँ जोड़ने या घाव भरने तक सीमित नहीं थी – यह मानवता और मरीज से जुड़ने का नाम भी थी।

शुरुआत में, हमारे सभी सीनियर्स काफी सख्त और डरावने प्रतीत होते थे। लेकिन धीरे-धीरे मैंने समझा – वे कठोर नहीं थे; जिम्मेदारियों की भारी छाया ने उन्हें मजबूत और सख्त बना दिया था। समय के साथ मैंने यह भी जाना कि कभी-कभी डॉक्टर का व्यवहार वह कर सकता है जो दवा या उपचार नहीं कर पाता – एक डॉक्टर का सही व्यवहार किसी मानव मन और आत्मा को भी संजीवनी दे सकता है।

अचरज की बात यह थी कि यह मेरे जीवन का पहला ऐसा पड़ाव था जहाँ मैंने सच में जीवन की पूर्णता महसूस की। मेरे जीवन में प्यार था। स्टाइपेंड आने लगा था, जिसने मुझे पहली बार आर्थिक स्वतंत्रता का अनुभव दिया। मैं आगे बढ़ रहा था – केवल एक डॉक्टर के रूप में नहीं, बल्कि एक व्यक्ति, एक इंसान के रूप में भी।

बचपन से ही मुझ पर एक साया था, जो मेरे ऊपर मंडराता था – अत्यधिक तीव्र और बार-बार आने वाला सिरदर्द (क्लस्टर हेडेक्स)। यह सिरदर्द मुझे 8वी कक्षा से ही लगातार परेशान करता था। यह सिरदर्द बहुत भयावह था – जैसे किसी हथौड़े से मेरे खोपड़ी के बाएँ हिस्से पर वार हो रहा हो। सबसे कम आवाज़ भी विस्फोट की तरह महसूस होती थी। मेरी आँखें पानी से भर जातीं, नाक बहने लगती और मैं अपने आप को अपनी गोद में सिकोड़े, चुपचाप इसे सहता रहता।

लेकिन अजीब और लगभग चमत्कारिक तरीके से, उन शुरुआती पीजी दिनों में मुझमें कुछ बदलाव आया। मैं रात को मुश्किल से दो-तीन घंटे सो पाता था, लगातार खड़े रहता था, और मन हमेशा मरीजों और आपातकालीन परिस्थितियों के बीच दौड़ते रहने के बावजूद मेरा वह सिरदर्द धीरे-धीरे कम होने लगा। नौ महीनों के अंत तक – वह पूरी तरह से गायब हो गया।

मुझे नहीं पता कि यह एड्रेनालिन (शरीर में बनने वाला रसायन) की लहर थी, किसी उद्देश्य के प्रति गहरी प्रतिबद्धता थी, या मानसिक सहनशीलता का अद्भुत बल था जिसने मेरे सिरदर्द को मात दी थी। लेकिन मैंने एक गहरा सत्य जाना: कभी-कभी, जब मन पूरी तरह किसी अर्थ और उद्देश्य में लिप्त हो जाता है, तो शरीर अपना दर्द भूल जाता है... और वह दर्द फिर कभी लौटकर नहीं आया। शायद, जब दर्द का सीधा सामना किया जाता है, तो वह अंततः झुक जाता है।

और जब अपने जीवन में पहली बार मैंने अपने लिये एक वाहन खरीदा। वह कोई साधारण वाहन नहीं था, बल्कि वह मेरी सपनों की बाइक थी: काले रंग की Bullet Electra 350। इससे पहले मेरे पास साइकिल तक नहीं थी। अब मैं भोपाल की वीआईपी रोड पर, झील की झिलमिलाती पानी की सतह के पास, ताजगी भरी सुबह की हवा में अपनी बाइक चला रहा था। यह मेरे जीवन में एक ऐसा पवित्र समय बन गया, जो शक्ति, शांति और आत्म-नवीनीकरण से भरा था।

वार्ड की लंबी शिफ्टों से लेकर झील किनारे की लंबी सवारी तक, ऑर्थोपेडिक्स सिर्फ़ मेरे हाथों को निपुण नहीं बना रहा था, बल्कि मेरी आत्मा को भी आकार दे रहा था। यह केवल करियर की शुरुआत नहीं थी; यह एक रूपांतरण का आरंभ था – पाठ्यपुस्तक की जानकारी से व्यावहारिक ज्ञान तक, सैद्धांतिक चिकित्सा से सबसे कच्चे रूप में उपचार तक। और शुरुआत कितनी भी कठिन रही हो, अब मुझे पता है – यहीं मैंने वास्तव में डॉक्टर बनने की पहचान पाई है।

एक विचार: डिग्री से कहीं ज्यादा:

अगर मुझे अपने पूरे मेडिकल सफर से एक सीख चुननी हो, तो वो यही होगी – सिर्फ ऑर्थोपेडिक्स में नहीं, बल्कि पूरे मेडिकल सफर में – तो वह है, काश पैसों का सही प्रबंधन समझ आ गया होता। आज मुझे अपने संघर्षों का कोई पछतावा नहीं है।

न ही उन लंबी रातों का, और न ही उन अनगिनत त्यागों का। लेकिन एक बात का अफसोस जरूर है – हमें कभी नहीं सिखाया गया कि पैसे कैसे संभालते हैं, कैसे बचत की जाती है, और कैसे अपने भविष्य की योजना बनाएं, या एक सुरक्षित सरकारी नौकरी से आगे सोचकर बड़े सपने कैसे देखें।

उस वक्त जो स्टाइपेंड (प्रशिक्षण भत्ता) मिलता था, वो हमारी जरूरतों के लिए काफी था। मैं उसमें से कुछ पैसे घर भेज देता था, कुछ पैसों से अपने एजुकेशन लोन की EMI भरता था, और जो बचता था? वो पता ही नहीं चलता था कि कहाँ चला गया। आज भी याद नहीं कि वो पैसे आखिर गए कहाँ। क्योंकि जब आप अपने पैसों का हिसाब नहीं रख रहे होते हैं, उन्हें ट्रैक (रोज़ के खर्च लिखना) नहीं कर रहे होते हैं, और न ही उसकी जिम्मेदारी लेते हैं – तो आप भविष्य नहीं बना रहे होते, आप बस यूँ ही हालात के साथ बह रहे होते हैं।

हम में से ज़्यादातर लोगों की तरह, मुझे भी यही सिखाया गया था कि पढ़ो, डिग्री लो, और एक सरकारी नौकरी हासिल कर लो, बस, यही सफलता है। जोखिम (पैसे निवेश करना) लेना हमारी सोच का हिस्सा ही नहीं था। किसी ने हमें यह नहीं बताया कि हम इससे भी बड़े सपने देख सकते हैं।

अब जब मैं यह पुस्तक लिख रहा हूँ, तो मैं हर युवा डॉक्टर, मेडिकल स्टूडेंट और हर उस इंसान से सीधा कहना चाहता हूँ जो अपने सपनों के पीछे भाग रहा है – सिर्फ नौकरी आपका भविष्य सुरक्षित नहीं कर सकती। आपको खुद को सुरक्षित बनाना होगा। आपको अपनी एक पहचान बनानी होगी – ऐसी कि लोग आपको आपके नाम से (ब्रांड)

जानें। समाज ने हमें जो सिखाया है, उसे भूलना होगा – कि सुरक्षा सिर्फ सैलरी में होती है।

अब हमें क्या करना चाहिए—यही इस पुस्तक के आने वाले अध्यायों में बताया जाएगा, और इसकी शुरुआत आपको इसी पल से करनी है। क्योंकि एक मजबूत और सफल जिंदगी सिर्फ ऑपरेशन थिएटर या क्लासरूम में नहीं बनती, बल्कि जागरूकता, सही सोच और अपनी राह खुद बनाने की हिम्मत से बनती है।

वह पल जिसने मेरी सोच बदल दी:

प्रथम वर्ष के उस थका देने वाले दौर के बाद, मैंने धीरे-धीरे खुद पर ध्यान केंदित करना आरंभ किया – मैं अपनी आतंरिक दुनिया में लौटने लगा। मैंने अपनी जादुई सुबह वाली दिनचर्या को फिर से आरंभ किया – सुबह 4 बजे उठना, आध्यात्मिक और मोटिवेशनल पुस्तकों के साथ समय बिताना, प्रेरणादायक बातें सुनना, और उन महान लोगों की जिंदगी को समझना जिन्होंने अपनी पहचान खुद बनाई – वॉरेन बफ़ेट, बिल गेट्स और कई अन्य। शांति से पढ़ाई करना और रोज़ जिम (व्यायामशाला) जाना मेरी दिनचर्या बन गई। और धीरे-धीरे, मेरे अंदर कुछ बदलाव आने लगा। उन महान लोगों की कहानियों ने मुझे सिर्फ प्रेरित ही नहीं किया, बल्कि उनकी कहानियों ने मेरी सोच की उस सीमा को तोड़ दिया, जो मैंने अनजाने में खुद के लिए बना ली थी।

अब तक मेरी सोच बस पढ़ाई करो, जिम्मेदारियाँ निभाओ, और एक सुरक्षित नौकरी पा लो यहीं तक सीमित थी। लेकिन उन महान लोगों की बातों ने मेरी सोच बदल दी। मुझे समझ आया – सफलता केवल डिग्रियों इकट्ठा करने में नहीं है, बल्कि कुछ ऐसा करने में है जिससे आप दुनिया में बदलाव ला सकें। जिंदगी सिर्फ जीने के लिए नहीं है, बल्कि एक बड़े लक्ष्य की सोच (विज़न) के साथ आगे बढ़ने के लिए है।

उस पल के बाद, मैंने खुद को सिर्फ एक छात्र या भविष्य के सरकारी कर्मचारी की तरह सोचना बंद कर दिया। मैंने खुद को अपने भविष्य का निर्माता समझना शुरू किया। मेरे सपने भी बदल गए, अब मेरे सपने सिर्फ एक अच्छे डॉक्टर बनने तक सीमित नहीं थे, मैं कुछ अपना बनाना चाहता था – एक साम्राज्य, एक अमर विरासत।

"बहुत देर तक एक दौर मुझे परखता रहा,

मैंने जाना जब खुद को

तो दौर ही बदलने लगा।" – अनिल पांडेय

9

एक नया बदलाव: विशेषज्ञता से दूरदर्शिता तक

अब यह केवल मरीजों का इलाज करने तक सीमित नहीं था – यह उनकी ज़िंदगी बदलने और डॉक्टर होने के मायने को नया रूप देने की बात थी।

"अपने भविष्य का अनुमान लगाने का सबसे अच्छा तरीका है– उसे अपनी मेहनत से खुद रचना।" – अब्राहम लिंकन

"सफलता कोई अचानक मिलने वाली चीज़ नहीं है—यह आपकी मेहनत और तैयारी का परिणाम होती है; बिना तैयारी के हार तय है।" – कन्फ्यूशियस (Confucius)

सीनियर रेजिडेंसी के वे अंतिम महीने सिर्फ पढ़ाई का समापन नहीं थे – वे एक नई सोच की शुरुआत थे। यह वह समय था, जब मैं सिर्फ एक विशेषज्ञ बनने की राह से आगे बढ़कर एक दूरदर्शी बनने की ओर कदम रख रहा था। अब मेरी सोच सिर्फ ऑर्थोपेडिक सर्जरी में निपुणता तक सीमित नहीं थी, बल्कि उस जीवन को चुनने की थी, जो मैं ऑपरेशन थिएटर के बाहर जीना चाहता था।

मेरे जीवन की सबसे प्रभावशाली सलाहों में से एक मुझे डॉ. संजीव गौर से मिली, एक ऐसे गुरु, जिनके प्रति मेरे मन में गहरा सम्मान है। उन्होंने हमें ऑर्थोपेडिक्स को सिर्फ एक विषय के रूप में नहीं, बल्कि जीवन जीने के एक तरीके के रूप में सिखाया। उन्होंने एक बात कही, जिसे मैं आज भी दिल से संजोए हुए हूँ: "अपनी विशेषज्ञता का चुनाव सिर्फ अपनी पसंद से मत करो, बल्कि उस मंज़िल को ध्यान में रखकर करो, जहाँ तुम अपनी ज़िंदगी बिताना चाहते हो – जहाँ तुम अपने परिवार को बढ़ते हुए देखना चाहते हो और अपना भविष्य बनाते हुए खुद को देखना चाहते हो।"

उनकी स बात ने मेरे मन को गहराई से छू लिया। सच तो यह है कि हममें से ज़्यादातर लोग, खासकर डॉक्टर, अपनी पूरी ज़िंदगी डिग्री,

सीट और रैंक के पीछे भागते हुए बिता देते हैं। इस दौड़ में हम इतना खो जाते हैं कि कभी ठहरकर खुद से यह पूछ ही नहीं पाते कि हम वास्तव में कहाँ रहना चाहते हैं? हम कैसी ज़िंदगी जीना चाहते हैं, और किन लोगों का साथ चाहते हैं?

- अपना बांड (एग्रीमेंट) या सीनियर रेजीडेंसी के पूरा होने के लगभग 5 या 6 महीने पूर्व ही हमें यह निश्चित कर लेना चाहिए कि हमको कहाँ बसना है, हमें यह अवधि खत्म होने तक इंतज़ार नहीं करना चाहिए।
- सही जगह चुनने के दो मुख्य विकल्प:

1) आपका अपना शहर (Native Place) – जहाँ आपकी जड़ें, आपका नेटवर्क और आपके भावनात्मक जुड़ाव होते हैं। अगर वहाँ आजीविका और शिक्षा की उचित व्यवस्था है, तो यह विकल्प स्थिरता देता है।
2) वह जगह जहाँ आपने MBBS या PG (या दोनों) किया है – क्योंकि वहाँ आप पहले से लोगों को जानते हैं, सिस्टम को समझते हैं और सामाजिक व पेशेवर माहौल से परिचित होते हैं।

"*मजबूत पेड़ वही होता है, जिसकी जड़ें जमीन में गहराई तक जाती हैं।*" – अज्ञात

जब मैंने देश के अलग-अलग हिस्सों में काम कर रहे सीनियर्स से बातचीत शुरू की, तो एक सच्चाई धीरे-धीरे मेरे सामने स्पष्ट होने लगी। जिन लोगों ने अपने फैसले पूरी समझदारी और दूरदर्शिता के साथ लिए – जैसे कि लोकेशन, लंबे समय की जीवनशैली और अपने भविष्य की दिशा – वे सिर्फ जिंदगी काट नहीं रहे थे, बल्कि वे सच में अपनी जिंदगी जी रहे थे, वे जीवन में आगे बढ़ रहे थे। वहीं दूसरी ओर, जिन्होंने बिना सोचे-समझे, जल्दबाजी में फैसले लिए, वे अक्सर संघर्षों में घिरे दिखे। वे ऐसी जगहों पर अटक गए, जो उनके सपनों और उनके स्वभाव के अनुकूल नहीं थीं। कुछ लोग तो सालों की असंतुष्टि के बाद जगह बदलने

पर मजबूर हुए और तब जाकर उन्हें सुकून, जीवन का उद्देश्य और असली प्रगति प्राप्त हो सकी।

विडंबना यह है कि मैंने भी वही गलती दोहराई थी। लेकिन वही गलती मेरी ज़िंदगी की सबसे बड़ी गुरु बन गई। आज मैं वही सीख आपके साथ बाँटना चाहता हूँ – जिससे कि आप अपने फैसले समझदारी और स्पष्टता के साथ लें, न कि बाद में पछतावे के साथ। यह कभी भी "बड़े शहर" या "छोटे शहर" के बीच चुनाव करने की बात नहीं होती – यह उस रास्ते को चुनने की बात होती है, जो आपके लंबे समय के जीवन-लक्ष्य के अनुसार सही हो। अगर आप Tier 1 या Tier 2 शहरों में अपनी पहचान बनाना चाहते हैं, तो:

- अगर आप आगे बढ़ना चाहते हैं, तो खुद को बेहतर बनाने के लिए तैयार रहिए—अच्छी फेलोशिप करें और सुपर-स्पेशलिटी का अनुभव हासिल करें।
- किसी भी प्रकार की प्रतिस्पर्धा से डरना छोड़ दीजिए – आपका असली लक्ष्य किसी को हराना नहीं, बल्कि खुद को हर दिन बेहतर बनाना है।

"दूसरों से होड़ लगाने में अपनी पहचान मत खोइए – अपनी राह खुद चुनिए और हर दिन खुद को बेहतर बनाइए।" – अज्ञात

बड़े शहरों में बड़े अवसर होते हैं, लेकिन वहाँ भीड़ में खो जाना आसान होता है। अगर आपको अलग पहचान बनानी हो, तो खुद को हर पहलू में निखारना होता है – सिर्फ एक अच्छा डॉक्टर बनना काफी नहीं है, बल्कि बेहतरीन संवाद करना, प्रबंधन की अच्छी समझ रखना, दूसरों की भावनाओं को समझना और खुद की एक अलग पहचान बनाना भी आना चाहिए।

मैं यहाँ ज़ोर देकर यह सलाह देना चाहूँगा:

- मेट्रो शहरों के बड़े (हाई-वॉल्यूम) अस्पतालों में ट्रेनिंग लें, और अगर मौका मिले तो विदेश में फेलोशिप जरूर करें।

- ये अनुभव सिर्फ आपकी क्लिनिकल स्किल्स को नहीं, बल्कि आपकी सोच और दुनिया को देखने का नजरिया भी बड़ा कर देते हैं।
- आप सिर्फ इलाज करना ही नहीं सीखते, बल्कि मरीजों, स्टाफ को कैसे संभालना है, जीवन को कैसे संतुलित रखना है और फाइनेंस को एक आधुनिक और व्यवस्थित तरीके से संभालना भी सीखते हैं।

"*यात्रा का अर्थ सिर्फ नई जगहें देखना नहीं होता है, बल्कि यह हमें दुनिया को एक नई नजर से देखना सिखाती है।*" – मार्सेल प्रूस्त (Marcel Proust)

इस दौर ने मुझे यह सच्चाई सिखाई कि अगर आप अपने सपनों को खुद आकार नहीं देंगे, तो एक दिन आप किसी और के सपनों को पूरा करने में लग जाएंगे। और सबसे महत्वपूर्ण बात – हमें कभी यह नहीं सिखाया जाता कि अपने भविष्य की योजना कैसे बनाई जाए। यह जिम्मेदारी हमें खुद उठानी पड़ती है, अपने फैसलों के साथ, अपनी समझ के साथ। इस पुस्तक के सेक्शन 2 में, हम इसी बदलाव को और गहराई से समझेंगे – जहाँ एक डॉक्टर, एक "मैग्नेट" (उद्यमी सोच वाला व्यक्ति) बनता है, और सेवा से आगे बढ़कर, रणनीति की ओर बढ़ता है।

फिलहाल बस इतना याद रखिए: "समझदार लोग सही समय का इंतज़ार नहीं करते – वे अपने फैसलों से समय को सही बना लेते हैं।" आप आज जो निर्णय लेते हैं, वही आपके आने वाले कल की निंव रखते हैं।

भाग 2:
अपने अंदर के डॉक्टर
को
विकसित करना

चिकित्सा के क्षेत्र में सफलता पाने के लिए सबसे पहले अपने मन पर नियंत्रण जरूरी है। लेकिन असली बदलाव तब आता है, जब आप खुद को सिर्फ मरीजों की सेवा करने वाले डॉक्टर से आगे बढ़ाकर एक दूरदर्शी और रणनीतिक सोच रखने वाले व्यक्ति में बदलते हैं।

10

सबसे पहले खुद को पहचानो

जिस पल से मैंने दूसरों की नकल करना छोड़ दियाऔर खुद को समझना शुरू कर दिया, बस तभी से सब कुछ बदलने लगा।

"बंदरगाह में खड़ा जहाज़ सुरक्षित होता है, लेकिन जहाज़ सिर्फ इसी के लिए नहीं बनाए जाते।" – जॉन ए. शेड (John A. Shedd)

"स्पष्टता ही उत्कृष्टता की नींव है।" – रॉबिन शर्मा

हो सकता है आप सोचते हों कि मैं, एक विशेषज्ञ (डिप्लोमेट) होने के नाते, यही कहूँगा कि सफलता पाने के लिए खुद को पूरी तरह बदलना ज़रूरी है। लेकिन सच्चाई इससे कहीं गहरी है। 'Doctor Magnate' बनने के दो रास्ते हैं:

- अपने व्यवहार को समझकर, जहाँ ज़रूरत हो वहाँ उसे निखारना।
- खुद को पूरी तरह अपनाना, और उसी के अनुरूप अपनी ज़िंदगी का निर्माण करना।

आइए इसे एक वास्तविक उदाहरण से समझते हैं। अगर आप खुद को अंतर्मुखी (introvert) मानते हैं, तब भी आप एक सफल और सम्मानित मेडिकल करियर बना सकते हैं। आप रेडियोलॉजी या पैथोलॉजी जैसे स्पेशलिटी क्षेत्र को चुन सकते हैं, जहाँ मरीजों से सीधे संपर्क कम ही होता है।

लेकिन अगर आप अपने कम्फर्ट ज़ोन की सीमाओं से बाहर निकलने का फैसला करते हैं, तो आप न सिर्फ संवाद की कला में निपुण बन सकते हैं, बल्कि **इंटरवेंशनल रेडियोलॉजी** *(इसमें डॉक्टर शरीर के अंदर बहुत छोटे छेद (small incision) से पतली ट्यूब (catheter) डालकर बीमारी का इलाज करते हैं।)* या **हेमेटो-ऑन्कोलॉजी** (*इसमें खून से जुड़ी बीमारियाँ (Hematology) और कैंसर (Oncology) का*

इलाज किया जाता है।) जैसे क्षेत्रों में आप अपनी अलग पहचान बना सकते हैं – ऐसे क्षेत्र जो गहरी तकनीकी जानकारी और मरीजों के साथ सीधे संपर्क, दोनों का मिश्रण हैं।

कुछ लोग शांति और सादगी में अपनी खुशी ढूँढते हैं, जबकि कुछ लोग चुनौतियों, पहचान और लगातार बदलते माहौल में आगे बढ़ते हैं। लेकिन सच्चाई यह है कि दोनों ही अपने-अपने तरीके से 'Doctor Magnate' बन सकते हैं। रास्ते अलग होंगे, सफर की गति अलग होगी, लेकिन मंज़िल पर पहुंचना सभी के लिए संभव है।

"डॉक्टर बनने की असली शुरुआत MBBS से नहीं, बल्कि उस दिन से होती है जब आप स्कूल में अपने विषय चुनते हैं।" आपने जो भी विषय चुना हो – बायोलॉजी, मैथ्स, कॉमर्स या आर्ट्स – आपकी उन्हीं रुचियों, सोच और शुरुआती फैसलों ने आपको यहाँ तक पहुँचाया है। और अगर मेडिकल के क्षेत्र का चुनाव आपका खुद का निर्णय नहीं था – शायद माता-पिता या साथियों का प्रभाव था – तब भी अब आप पछता मत कीजिए, बल्कि इस सफर को एक उद्देश्य के साथ जीना सीखिए।

क्यों? क्योंकि चिकित्सक एक ऐसा पेशा है, जिसकी जगह कोई और नहीं ले सकता। फिर भी, यह उन कुछ पेशों में से एक है जो लगभग हर दूसरे क्षेत्र में आगे बढ़ने का मौका भी देता है। एक डॉक्टर के पास यह क्षमता होती है कि वह:

- एक हेल्थकेयर व्यवसाय शुरू कर सकता है।
- आईटी स्किल्स सीखकर सॉफ्टवेयर बना सकता है।
- मेडिको-लीगल एक्सपर्ट बन सकता है या कानून की पढ़ाई कर सकता है।
- समाज सेवा के माध्यम से राजनीति में जा सकता है।
- किताबें लिख सकता है, पढ़ा सकता है या दूसरों को प्रेरित कर सकता है।

लेकिन इंजीनियर, वकील या एक व्यापारी सीधे डॉक्टर नहीं बन सकते। उन्हें दोबारा चिकित्सक बनने की पढ़ाई करनी होगी, कठिन

परीक्षाएँ पास करनी होंगी और अस्पतालों में मेहनत भरे कई वर्ष बिताने होंगे। जबकि एक डॉक्टर के रूप में आप सबसे मजबूत आधार पर खुद को स्थापित कर चुके होते हैं।

तो सवाल यह है: आप वास्तव में कौन हैं? अंतर्मुखी या बहिर्मुखी, शांत या मुखर, संतुलित या महत्वाकांक्षी – यह महत्वपूर्ण नहीं है। महत्वपूर्ण यह है कि आप खुद को स्पष्ट रूप से पहचानें/समझें और उसी के अनुसार अपना रास्ता बनाएं। "स्वयं को पहचानो – और समझदारी से आगे बढ़ो।"

मेरी जीवन-यात्रा के कुछ सबसे बड़े सबक मुझे अपने दोस्त अरविंद और सुनील मिश्रा से मिले हैं। दोनों ही बहुत समझदार थे, और उनके पास मेडिकल प्रवेश परीक्षा (PMT) पास करने के लिए जरूरी सभी संसाधन भी थे। लेकिन एक चीज थी जो उन्हें आगे बढ़ने से रोकती रही – उनका कम्फर्ट ज़ोन (सुकून का दायरा)। उन्होंने अपने मन में यह मान लिया था कि PMT जैसे एग्जाम बहुत कठिन होते हैं और इन्हें केवल कुछ "खास" छात्र ही पास कर सकते हैं। धीरे-धीरे यही सीमित सोच ही उनकी सच्चाई बन गई। वजह यह नहीं थी कि वे कर नहीं सकते थे, बल्कि इसलिए कि उन्होंने कभी पूरी ताकत और लगन से कोशिश ही नहीं की। वे उस कम्फर्ट ज़ोन से बाहर नहीं निकले, जहाँ आराम उनकी महत्वाकांक्षा पर हावी था।

दूसरी तरफ, मैंने ऐसे छात्रों को देखा जो साधारण पृष्ठभूमि से थे, लेकिन उनका ध्यान सिर्फ अपने लक्ष्य पर था, और उन्हें पूरा विश्वास था – "एक सीट मेरी है।" यही विश्वास उनकी सफलता का कारण बना, न कि केवल पढ़ाई या कोचिंग।

मैं अपने आप को सौभाग्यशाली समझता हूँ कि मुझे Allen Career Institute जैसे देश के शीर्ष संस्थान में पढ़ने का मौका मिला। लेकिन सच यह है कि सफलता केवल इसी रास्ते से नहीं मिलती। मुझे आज भी अपने MBBS के दिनों के एक साथी याद आते हैं – विपिन जैन। उन्होंने कभी किसी कोचिंग का सहारा नहीं लिया, केवल अपने दम पर परीक्षा

पास की, और आगे चलकर एक साहसी निर्णय लिया – वे मेडिकल की राह छोड़कर IAS अधिकारी बने। उन्होंने साबित कर दिया कि जब इंसान अपनी ताकत को पहचानकर उसी पर काम करता है, तो वह अपनी राह खुद बना लेता है।

इस कहानी की सीख बहुत साफ है: मायने यह नहीं रखता कि आपके पास क्या है, मायने यह रखता है कि आप उसे (अपनी मंजिल को) कितनी शिद्दत से पाना चाहते हैं और उसके लिए क्या करने के लिए तैयार हैं।

"कम्फर्ट ज़ोन एक सुंदर जगह है, लेकिन वहाँ कभी विकास नहीं होता।"

जो भी छात्र मेडिकल कॉलेज में प्रवेश ले चुके हैं वे अपनी इस यात्रा का आनंद लेना शुरू करें, चाहे आपका स्वभाव कैसा भी हो। आप अंतर्मुखी हों या खुले विचारों वाले, पढ़ने वाले हों या दोस्तों के साथ मिलनसार – मेडिकल क्षेत्र हर किसी का स्वागत करता है, लेकिन सफलता सिर्फ उन्हीं को मिलती है जो अपने रास्ते पर अंत तक डटे रहते हैं। लेकिन गलत रास्ते पर मत चलिए—जैसे लेक्चर छोड़ना, पोस्टिंग से बचना या टेस्ट को नजरअंदाज करना। शुरुआत में यह मज़ेदार या मनमर्जी वाला लग सकता है, लेकिन आगे चलकर यही लापरवाही आपको बहुत परेशान करेंगी।

अगर आपको लगता है कि चिकित्सा का क्षेत्र आपका सही रास्ता नहीं है और आप कुछ और करना चाहते हैं – जैसे कि आप IAS बनना चाहते हैं या हेल्थकेयर एडमिनिस्ट्रेशन की दिशा में जाना चाहते हैं तो यह बिल्कुल ठीक है। लेकिन ऐसा कभी भी न करें कि पूरी तरह दिशा बदलकर MBBS की पढ़ाई को पूरी तरह छोड़ दें। मैंने अपने कॉलेज में कई छात्रों को देखा है, जिन्होंने पहले साल से ही UPSC की तैयारी बड़े उत्साह के साथ शुरू की, लेकिन सही योजना और संतुलन की कमी के कारण न तो मेडिकल में सफल हो पाए और न ही सिविल सर्विस में।

समझदारी भरा तरीका यह है:

→ अपने MBBS विषयों की ईमानदारी से पढ़ाई करें।

→ अगर आप UPSC या MBA की ओर जाना चाहते हैं, तो जल्दबाजी में नहीं, समझदारी और योजना के साथ तैयारी शुरू करें।

→ अपनी MBBS की परीक्षा को अच्छे अंकों के साथ पास करें – यह आपकी विश्वसनीयता बढ़ाता है और कई रास्ते खोलता है।

→ आप IAS बन सकते हैं, किसी अस्पताल के CEO बन सकते हैं, हेल्थ टेक (टेक्नोलॉजी के जरिए स्वास्थ्य सेवा) कंपनी के संस्थापक या पॉलिसी लीडर (नियम और नीतियाँ बनाने में नेतृत्व करने वाला) बन सकते हैं – लेकिन पहले अपनी नींव मजबूत करें।

यह पुस्तक “Doctor Magnate” सिर्फ अमीर या मशहूर बनने के बारे में नहीं है। यह छोटे-छोटे, समझदारी भरे फैसलों से आगे बढ़ने की बात करती है। यह हमें याद दिलाती है कि हमारा अतीत हमें परिभाषित नहीं करता – हमारा अगला कदम हमारी दिशा को निश्चित करता है। हमें हर गलती खुद करके सीखने की जरूरत नहीं होती। सफल लोगों से सीखिए—और उनसे भी सीखिए जो सफल नहीं हो पाए। मैं “loser” (“हार मन लेने वाला”) शब्द का इस्तेमाल नहीं करता, लेकिन कुछ कहानियाँ हमें यह जरूर सिखाती हैं कि क्या नहीं करना चाहिए।

“आपके हर कर्म से प्रभाव पड़ता है – प्रश्न यह है कि आप अपने कर्मों से किस प्रकार का परिवर्तन लाना चाहते हैं।” – जेन गुडॉल

मेडिकल की दुनिया हर किसी के लिए एक जैसी नहीं है। आपका व्यक्तित्व ही तय करता है कि आप कितनी ऊँचाई तक पहुँचेंगे।

चलिए इसे आसान शब्दों में समझते हैं:

1) आराम पसंद व्यक्ति (कम जोखिम, कम तनाव, निश्चित दिनचर्या) यदि आपको आराम और नियमप्रिय जीवन अच्छा

लगता है और आप तनाव से दूर रहना चाहते हैं, तो आप ऐसी नौकरी या क्षेत्र चुनें जहाँ काम करने के निश्चित घंटे हों और अनिश्चितताएँ (जिम्मेदारियाँ) कम हो।

- **संतुलित विकल्प:** सरकारी नौकरी, मेडिकल कॉलेज में शिक्षा देना, या मेडिकल क्षेत्र की शाखाएँ जो रोग की पहचान (diagnosis) करने में विशेषज्ञ बनना – जैसे रेडियोलॉजी, पैथोलॉजी, माइक्रोबायोलॉजी।
- ये भूमिकाएँ आपको स्थिर जीवन, नौकरी की सुरक्षा और मानसिक शांति देते हैं, बिना निरंतर संघर्ष, जोखिम और दौड़-भाग के, जो एक उद्यमी के जीवन का हिस्सा होती है।

2) समर्पित मेहनती (अधिक मेहनत, कम जोखिम लेने वाला)

यदि आप कड़ी मेहनत करने वाले, सच्चे और अपने कार्य के प्रति पूर्णतः समर्पित हैं, लेकिन जोखिम उठाने या व्यवसायिक दबाव को संभालने की इच्छा नहीं रखते, तो कॉर्पोरेट अस्पताल आपके लिए सबसे उपयुक्त मार्ग है।

- आदर्श मार्ग: प्रतिष्ठित अस्पतालों में फुल-टाइम कंसल्टेंट बनना, जहाँ पहले से ही अच्छी सुविधाएँ और मरीजों की नियमित संख्या मौजूद हो।
- अपने कौशल को उत्कृष्टता तक पहुँचाने, दीर्घकालिक प्रतिष्ठा स्थापित करने और बिना स्वामित्व के दबाव के निरंतर व संतुलित करियर विकास पर ध्यान केंद्रित रखना।

3) डॉक्टर मैग्नेट व्यक्तित्व (मेहनती, जोखिम लेने वाला, तनाव सहने वाला)

यदि आपके भीतर तीव्र प्रेरणा है, आप तनाव संभाल सकते हैं, जोखिम लेने के लिए तैयार हैं और कुछ बड़ा करने की मजबूत इच्छा रखते हैं, तो आप बड़े निर्माण करने के लिए ही बने हैं।

- आदर्श मार्ग: छोटे शहर में अपना क्लिनिक स्थापित और धीरे-धीरे उसे बढ़ाएँ। या फिर विकल्पों को सही तरह से समझकर किसी मेट्रो या टियर-2 शहर में एक अलग और खास सेटअप की शुरुआत करें।

- आप एक अस्पताल स्थापित कर सकते हैं, डायग्नोस्टिक नेटवर्क खड़ा कर सकते हैं या एक उन्नत हेल्थटेक प्लेटफॉर्म का निर्माण कर सकते हैं।
- इस सोच के डॉक्टर सिर्फ सिस्टम का पालन नहीं करते, बल्कि खुद नए सिस्टम बनाते हैं।

"समृद्धि की शुरुआत वहीं से होती है, जहाँ आपका व्यक्तित्व आपके जीवन के उद्देश्य से एकाकार (मेल खाता) हो जाता है।"

याद रखें, ये आखिरी दोनों प्रकार एक ही व्यक्ति में हो सकते हैं। कुछ डॉक्टर प्रारंभ में जोखिम से दूर रहते हैं, पर समय के साथ दूरदर्शी नेतृत्वकर्ता बन जाते हैं। वहीं कुछ लोग साहस के साथ शुरुआत करते हैं, और अनुभव के साथ संतुलन की ओर अग्रसर होते हैं। सफलता का कोई निश्चित सूत्र नहीं है – सिर्फ वही मार्ग सही है, जो आपके स्वभाव और परिस्थिति के अनुरूप हो।

अपने स्वभाव को सही विशेषज्ञता (स्पेशलिटी) चुनने दें

"अपने आप को समझो और तुम्हें खुद ही एहसास हो जाएगा कि तुम किस जगह अपनी चमक बिखेर सकते हो।"

पोस्टग्रेजुएट मेडिकल की इस दौड़ में एक सच्चाई कभी नहीं बदलती – आप चाहे कोई भी ब्रांच चुन लें, मेहनत हर जगह करनी पड़ती है। लेकिन एक जरूरी बात, बहुत से छात्र अपनी प्रकृति और व्यक्तित्व के साथ सही स्पेशलिटी को जोड़ना भूल जाते हैं।

आदर्श रणनीति:

ऊँचा लक्ष्य रखो। ऐसी तैयारी करो जैसे तुम्हें भारत के सबसे अच्छे संस्थानों – AIIMS, PGI, JIPMER, BHU में जाना है। इस तरह तुम्हें न तो अपने विषय से समझौता करना पड़ेगा, और न ही कॉलेज से। लेकिन बड़े सपने देखते समय, खुद को समझना भी उतना ही ज़रूरी है।

अपनी प्रकृति को समझकर उसी के अनुसार अपनी शाखा चुनें:

1. **जोश से भरे, काम करने में तेज, आगे बढ़कर काम करने वाले (शुरुआत में कम संवाद कौशल (कम्युनिकेशन स्किल) वाले):**
   - सबसे उपयुक्त शाखाएँ: सर्जरी, ऑर्थोपेडिक्स, ईएनटी, स्त्री एवं प्रसूति रोग (Obs & Gynae) और एनेस्थीसिया
   - इन क्षेत्रों में सफल होने के लिए आपको शारीरिक रूप से मजबूत, मानसिक रूप से सतर्क, और लगातार सक्रिय रहकर काम करने की जरूरत होती है।
   - संवाद कौशल समय के साथ सीखा जा सकता है, लेकिन हिम्मत आपके भीतर पहले से होती है।
2. **शांत स्वभाववाला, संवाद कुशल, शारीरिक रूप से कम जोशीला लेकिन पढ़ाई में मेहनती:**
   - सबसे उपयुक्त शाखाएँ: मेडिसिन, पीडियाट्रिक्स (बाल रोग), डर्मेटोलॉजी (त्वचा रोग)
   - इन शाखाओं में गहरी जानकारी, डॉक्टर और मरीज के बीच मजबूत संबंध, और लंबे समय तक देखभाल की जिम्मेदारी जरूरी होती है।
3. **जो सुकून, एकांत और संतुलित जीवन को महत्व देते हैं, जिन्हें लगातार मरीजों की भीड़ या शारीरिक रूप से थकाने वाले काम में रुचि नहीं होती:**
   - सबसे उपयुक्त शाखाएँ: रेडियोलॉजी, पैथोलॉजी, माइक्रोबायोलॉजी।
   - इन शाखाओं में आप सीधे मरीजों के संपर्क में न रहकर भी हेल्थकेयर में महत्वपूर्ण भूमिका निभाते हैं।

त्वचा, बाल और नाखूनों से जुड़े रोग (डर्मेटोलॉजी) से जुड़ी एक महत्वपूर्ण बात:

- यह भले ही एक क्लिनिकल शाखा है, लेकिन बहुत से लोग इसे इसलिए चुनते हैं क्योंकि इसमें काम और जीवनशैली के बीच अक्सर अच्छा संतुलन बनता है।
- एक अच्छी पर्सनैलिटी और आकर्षक व्यक्तित्व आपको प्राइवेट प्रैक्टिस में एक अलग पहचान दिला सकते हैं।
- यह शाखा उन डॉक्टरों के लिए बेहतरीन है, जिनका व्यक्तित्व प्रभावशाली है, जो आत्मविश्वासी हैं और जिन्हें सौंदर्य की समझ रखते हैं।

डॉक्टर मैग्रेट की सलाह:

खुद के साथ पूरी ईमानदारी रखें। दुनिया क्या कर रही है (ट्रेंड), उसे देखकर मत चलिए। अपने स्वभाव के अनुसार चलें।

आप अपनी कौशल (skills) को कभी भी बेहतर बना सकते हैं, लेकिन अपनी मूल प्रकृति को आसानी से नहीं बदल सकते। अपनी पर्सनैलिटी को आप अपना रास्ता चुनने दें – और सफलता अपने आप आपके पीछे आएगी।

हमारे भीतर की प्रकृति – एक कहानी जो जीवन का हर सबक समझा देती है

कैसे आपका स्वभाव आपके फैसलों को दिशा देता है – जो आपको ऊँचाइयों तक ले जा सकता है – या भटका भी सकता है। यह कहानी न तो कहीं से ली गई है, न ही काल्पनिक है और न ही मैंने इसे किसी से सुना है। यह सब मेरी अपनी जिंदगी के साथ-साथ, सच्चाई बनकर मेरी आँखों के सामने घट रहा था। वह काउंसलिंग का दिन था। बाकी मेडिकल छात्रों की तरह मेरे मन में भी बेचैनी थी। मैं हर पल सोच में डूबा था – कौन-सी शाखा मेरे लिए सही है, क्या पीछे छोड़ दूँ, क्योंकि एक निर्णय आने वाले वर्षों की दिशा तय करने वाला था।

उस समय काउंसलिंग हॉल सिर्फ एक हॉल नहीं था, वह सपनों का रणभूमि बन चुका था। मेरे पास एक छात्र बैठा था, जिसकी रैंक मुझसे अच्छी थी। थोड़ी जिज्ञासा और उस साझा तनाव के कारण मैंने उससे पूछा, "आप कौन-सी शाखा ले रहे हैं?" उसने शांत स्वर में कहा, "ऑर्थोपेडिक्स।"

अब सबसे दिलचस्प बात यह थी कि मैं उस अभ्यर्थी को पहले से पहचानता था। पहले काउंसलिंग राउंड में उसने ग्वालियर से एमडी मेडिसिन लिया था। दूसरे राउंड में उसने पीडियाट्रिक्स चुन लिया। और अब तीसरे राउंड में वह मेरे पास बैठा था, ऑर्थोपेडिक्स लेने के लिए तैयार।

मैंने उससे कहा, "डर्मेटोलॉजी की एक सीट खाली होने वाली है।" यह सुनते ही उसकी आँखों में चमक आ गई। उसने तुरंत अपनी माँ को फोन किया यह पूछने की लिए कि क्या उसे डर्मेटोलॉजी लेनी चाहिए। लेकिन समय किसी की भावनाओं के लिए नहीं रुकता। वह कुछ तय कर पाता, उससे पहले ही उसका नाम पुकार लिया गया। अब न सोचने का समय था, न किसी से पूछने का।

और बस उसी पल, वह खड़ा हुआ... और गांधी मेडिकल कॉलेज, भोपाल में ऑर्थोपेडिक्स (अस्थि-शल्य चिकित्सक) चुन लिया। अब प्रश्न उठते हैं – क्या वह इस क्षेत्र में सफल हुआ? क्या वह एक कुशल अस्थि-शल्य चिकित्सक बन पाया? वह मेरे साथ ही आया। हम दोनों ने एक ही माहौल में काम किया, एक जैसे संघर्षों में। वही भागदौड़, वही ऑपरेशन, वही मुश्किलें। हम साथ-साथ चले... और एक जैसी अनगिनत जागी हुई रातों का सामना किया।

लेकिन एक सच्चाई मैंने कठिन अनुभव से सीखी – आपका असली स्वभाव हमेशा आपसे बात करता है। दुखद बात यह है कि हम अक्सर उसे सुनते ही नहीं। वह न तो स्वभाव से आक्रामक था, न ही उसे शारीरिक मेहनत में रुचि थी। फिर भी, टॉप ब्रांच की होड़ में ऑर्थोपेडिक्स उसे सबसे सही विकल्प लगा, क्योंकि टॉपर्स वही चुन रहे

थे। उसने भी उसी राह को चुन लिया, अपने अंदर की उस शांत आवाज़ को नजरअंदाज करते हुए, जो कुछ और कह रही थी।

वह ऑर्थोपेडिक्स में आया तो उसकी आँखों में महत्वाकांक्षा थी, लेकिन उसके भीतर गहरी बेचैनी थी। उसने मेहनत की, खुद को संभाला और आगे बढ़ता रहा – लगभग पाँच-छह महीनों तक। फिर एक दिन... वह अचानक गायब हो गया।

वह चला गया... उसने विभाग छोड़ दिया, ऑर्थोपेडिक्स छोड़ दिया। उसका पूरा एक वर्ष व्यर्थ चला गया – और उससे पहले भी उसने पीजी से पूर्व एक वर्ष गंवाया था। यह उसके जीवन का एक दोहरा आघात था। और उससे पहले भी उसने पीजी से पहले एक साल का ड्रॉप लिया था। यह उसके जीवन में एक दोहरा आघात था।

और फिर उसने दोबारा शुरुआत की। फिर से NEET PG दिया। इस बार उसे पीडियाट्रिक्स में डिप्लोमा मिला। और हैरानी की बात यह थी – यह उसके स्वभाव से बिल्कुल मेल खाता था। उसका शांत, सौम्य और संतुलित व्यक्तित्व आखिरकार अपनी सही जगह पर आ गया। लेकिन कल्पना कीजिए – एक समय उसके पास MD मेडिसिन था, और अंत में वह डिप्लोमा तक पहुँच गया। यह उसकी क्षमता की कमी नहीं थी, बल्कि अपने आप को न समझ पाने की कीमत थी।

वह उम्मीदों और हकीकत के बीच बँटा हुआ था—एक ऐसी राह पर चल रहा था जो वास्तव में उसकी थी ही नहीं। बाहर से देखें तो उसके पास सब कुछ था, लेकिन अंदर वह अपने ही भीतर युद्ध लड़ रहा था। जब आपके स्वभाव और आपके रास्ते में सामंजस्य नहीं होता, तो सफलता भी बोझ लगने लगती है। उसकी कहानी मेरे लिए एक निर्णायक मोड़ साबित हुई।

“सफलता खुशी का कारण नहीं होती, बल्कि खुशी ही सफलता का कारण बनती है। अगर आप अपने काम से प्रेम करते हैं, तो सफलता अपने आप आपके पीछे आएगी।” – अल्बर्ट श्वाइत्ज़र (Albert Schweitzer)

आपकी रैंक आपको विकल्प देती है, लेकिन मन की शांति केवल स्पष्टता से मिलती है। आपकी आंतरिक आवाज सिर्फ एक संकेत नहीं, बल्कि वह आपकी एक सच्ची मार्गदर्शक है। अगर आप उसे अनसुना करेंगे, तो सबसे बेहतरीन अवसर भी आपको कैद जैसा महसूस होगा। लेकिन अगर आप उसे सुनेंगे, तो सबसे साधारण शाखा भी आपके भाग्य का वृक्ष बन सकती है।

फॉर्म भरने और विकल्प चुनने से पहले, कॉलेज और शाखा से पहले, NEET और कोचिंग से पहले – आपको खुद के साथ बैठकर अपनी आवाज सुननी चाहिए। क्योंकि सबसे गलत फैसले कमजोर या आर्थिक कमजोर छात्र नहीं लेते, बल्कि उनके भ्रमित मन लेते हैं।

11

अपने अतीत की हर सीख के प्रति कृतज्ञ रहो।

हर निशान, हर असफलता और हर अनिद्रा भरी रात – मुझे मौन रूप से उस चिकित्सक में ढाल रही थी, जो मैं बनने वाला था।

"*कभी-कभी जो चीज़ आप चाहते हैं, उसका न मिलना ही आपके लिए सबसे अच्छा सौभाग्य साबित होता है।*" – दलाई लामा

"*मैं अपनी सभी समस्याओं के लिए आभारी हूँ। हर समस्या को पार करने के बाद मैं और मजबूत हो गया और आगे आने वाली चुनौतियों का सामना करने के लिए अधिक सक्षम बन गया।*" – जेम्स कैश पेनी

उस समय मैं कृतज्ञ नहीं था। मैं निराश था... और सच में कहूँ तो, बहुत आहत था। मैंने MGM मेडिकल कॉलेज, इंदौर से MBBS पूरा किया था – जो मेरा अपना शहर था। स्वाभाविक रूप से, मैं वहीं से MS ऑर्थोपेडिक्स करना चाहता था। परिचित माहौल, जाने-पहचाने शिक्षक, मेरा अपना शहर।

PG काउंसलिंग के पहले राउंड में, मैं और मेरा एक साथी – जिसकी रैंक मुझसे थोड़ी बेहतर थी – दोनों को गांधी मेडिकल कॉलेज, भोपाल में जगह मिली। लेकिन दूसरे राउंड में उसे MGM इंदौर में अपग्रेड मिल गया। मैं उम्मीद लगाए बैठा रहा, बार-बार लिस्ट देखता रहा, किसी चमत्कार की प्रतीक्षा में। लेकिन वह चमत्कार कभी नहीं हुआ... और मैं भोपाल में ही रह गया।

उस समय की निराशा आज भी मेरी स्मृति में जीवित है। मेरा सपना था कि मैं अपने ही कॉलेज में लौटूँ, परिचित चेहरों के बीच, अपनापन महसूस करते हुए। किंतु वह द्वार अब बंद हो चुका था। लेकिन जिंदगी की भी अपनी काउंसलिंग होती है – जो अंकों से नहीं, समझ और समय से तय होती है। लेकिन जिंदगी की भी अपनी काउंसलिंग होती है – जो अंकों से नहीं, समझ और समय से तय होती है। और आज – भोपाल से

MS ऑर्थोपेडिक्स पूरा करने के बाद – मुझे यह पूर्ण विश्वास है कि ईश्वर ने मेरी इच्छा को अस्वीकार नहीं किया, बल्कि मेरी विकास यात्रा को उन्नत किया।

भोपाल मेरे लिए उन बेहतरीन जगहों में से एक बन गया, जहाँ से मैंने बहुत कुछ सीखा। इसकी शांति, हरियाली और प्राकृतिक सुंदरता मन को सुकून देती थी। लेकिन असली बदलाव शहर ने नहीं, बल्कि यहाँ मिले गुरुओं ने किया। उन्हीं में से एक थे डॉ. सुनील राजन – एक अद्‌भुत सर्जन, शिक्षक और मार्गदर्शक। काउंसलिंग से पहले उन्होंने जो बात कही, वह मेरे दिल में हमेशा के लिए बस गई:

"वो जगह चुनो जहाँ तुम्हें हर स्तर पर सीखने का मौका मिले – बुनियादी सर्जरी जैसे क्रश इंजरी *(जब किसी अंग पर बहुत ज़ोर से दबाव पड़ने पर जो गंभीर चोट लगती है।)* और एम्प्यूटेशन *(जब किसी अंग को बचाना संभव नहीं होता तो डॉक्टर उसे ऑपरेशन करके हटा देते हैं।)* से लेकर उन्नत सर्जरी जैसे आर्थ्रोप्लास्टी तक।" दिखावे की दुनिया से दूर रहो, अपने विकास पर ध्यान दो। यह सिर्फ एक सलाह नहीं थी, बल्कि मेडिकल सीखने और करियर में आगे बढ़ने का एक गहरा सच था। उनकी बातों ने मुझे यह समझाया कि किसी जगह की प्रतिष्ठा नहीं, बल्कि वहाँ मिलने वाला अनुभव और प्रैक्टिकल सीख ही मुझे वैसा डॉक्टर बनाएगी, जैसा मैं बनना चाहता था।

उन अव्यवस्थित इमरजेंसी की ड्यूटीज़ से लेकर ऑपरेशन थिएटर की शांत, मगर तीव्र एकाग्रता तक...ट्रॉमा केसों (दुर्घटना वाले मरीज) की जिम्मेदारी से लेकर बारीकी से होती सर्जरी को देखने तक...संघर्ष करते रेजिडेंट्स से लेकर अनुभवी मार्गदर्शकों तक...भोपाल ने मुझे सिर्फ सिखाया नहीं – मुझे गढ़ा, मुझे तोड़ा, और फिर पहले से कहीं ज्यादा मजबूत बनाकर खड़ा किया।

आज मैं दिल से एक ही बात कहता हूँ—कृतज्ञ रहो। उन चीज़ों के लिए भी जो नहीं मिलीं... और उनके लिए भी जो मिलीं। उन डर के पलों के लिए भी... और उन उपलब्धियों के लिए भी। क्योंकि हर

भटकाव के पीछे एक छिपी हुई दिशा होती है। इंदौर न मिलना मेरे सफर का अंत नहीं था—वह तो मेरे सफर का एक बेहतर मोड़ पर ले गया।

कृतज्ञता की अद्भुत शक्ति

मेरे सफर के सबसे कठिन भावनात्मक और आर्थिक दौर में, मैंने कृतज्ञता की असली ताकत को जाना। कोई अचानक चमत्कार नहीं हुआ, न ही जिंदगी एक ही रात में बदल गई। लेकिन मेरे भीतर एक गहरा बदलाव आया – एक गहरी समझ कि चाहे जिंदगी कितनी भी मुश्किल क्यों न लगे, हमेशा कुछ न कुछ ऐसा होता है, जिसके लिए आभारी रहा जा सकता है।

उस समय के बाद से, मैंने कृतज्ञता को अपनी एक आदत बना लिया – हर छोटी-बड़ी चीज़ के लिए। चाहे हालात अच्छे हों या बुरे, आसान हों या मुश्किल, खुशी से भरे हों या दर्द से – मैंने हर पल भगवान का धन्यवाद करना शुरू कर दिया। मैंने अपने जीवन में पहले से मौजूद आशीर्वादों को पहचानना शुरू किया—सिर पर छत, धड़कता हुआ दिल, डॉक्टर बनने के अपने सपने को पूरा करने का मौका, साथ खड़े रहने वाले दोस्त, मार्गदर्शन देने वाले मेंटर्स, और यहाँ तक कि वे चुनौतियाँ भी, जिन्होंने मुझे मजबूत बनाया।

और फिर जैसे कोई जादू होने लगा...जितना मैं दिल से आभार व्यक्त करता गया, उतना ही जीवन मेरे लिए नए रास्ते खोलता गया। अवसर अपने आप सामने आने लगे, लोग बिना कहे मदद करने लगे, खोई हुई ऊर्जा वापस आने लगी, और कठिनाइयों में भी छिपे हुए आशीर्वाद नजर आने लगे। ऐसा लगा जैसे पूरा ब्रह्मांड या स्वयं भगवान मुझसे कह रहे हों, “अब जब तुमने सच्चे दिल से कदर करना सीख लिया है, तो अब तुम्हें और देने का समय आ गया है।”

"जब हम आभारी होते हैं तो हमारे पास जो है, वही काफी लगने लगता है – और उसी से जीवन और भी समृद्ध हो जाता है।" – इसपे

मैंने एक कृतज्ञता डायरी लिखना शुरू किया—एक साधारण सी नोटबुक, जिसमें मैं हर उस छोटी-बड़ी बात को लिखता था, जिसके लिए मैं दिल से आभारी था: "आज मैंने पूरे 6 घंटे बिना ध्यान भटके पढ़ाई की।" "आज रास्ते में किसी की मुस्कान ने मुझे खास महसूस कराया।" "आज अपने दोस्त की वजह से मुझे भरपेट भोजन मिला।" "मैं स्वस्थ हूँ... मैं जीवित हूँ... और मेरे पास अब भी एक मौका है।"

जब दिन खराब होते थे और सब कुछ गलत लगता था, तब भी मैं खुद को यह नियम निभाने के लिए मजबूर करता था—कम से कम तीन चीज़ें लिखना, जिनके लिए मैं आभारी हूँ। शुरुआत में यह आदत बनावटी लगी, लेकिन धीरे-धीरे यही मेरी सबसे बड़ी ताकत बन गई। जब मैंने लिखना, सोचना और बार-बार अपनी डायरी को पढ़ना शुरू किया, तो मुझे समझ आया – जिंदगी ने मुझे दर्द से कहीं ज्यादा खुशियाँ, अवसर और आगे बढ़ने के मौके दिए हैं।

जब हम दिन-प्रतिदिन की छोटी- छोटी परेशानियों से थोड़ा दूर हटकर कृतज्ञता के नजरिए से जीवन को देखते हैं, तो हमें एहसास होता है कि हम पहले से ही कितने समृद्ध हैं। कृतज्ञता सिर्फ एक भावना नहीं है – यह एक सोच है, एक आध्यात्मिक अभ्यास है, और सफलता पाने की एक रणनीति भी है।

इसे अपनी जिंदगी का हिस्सा बना लें:

हर दिन लिखें। हर सप्ताह ठहरकर सोचें। हर महीने खुद को फिर से समझें। धीरे-धीरे आपकी कृतज्ञता डायरी आपके प्रगति का व्यक्तिगत प्रमाण बन जाएगी और मुश्किल समय में आपको शांति देने का सबसे मजबूत सहारा भी। क्योंकि अंत में, हम जितना भगवान का धन्यवाद करते हैं, उतना ही हमें उनसे मिलता है – सिर्फ भौतिक चीज़ों में नहीं, बल्कि ताकत, शांति, स्पष्टता और उन आशीर्वादों में भी, जिनकी हमने कभी कल्पना भी नहीं की थी।

"जब तुम पानी पीते हो, तो उस स्रोत को मत भूलो जिसने तुम्हें यह दिया है।" – एक चीनी कहावत

कृतज्ञता हमें विनम्र बनाए रखती है। यह एहसास कराती है कि हम कभी अकेले नहीं हैं। और धीरे-धीरे यह हमें जीवन की उस दिव्य धारा से जोड़ देती है, जहाँ हर धन्यवाद नए सुखों के द्वार खोलता है।

कृतज्ञता की आदत के और भी अद्भुत लाभ

कृतज्ञता केवल एक अच्छा एहसास नहीं, बल्कि सोच में आने वाला एक गहरा परिवर्तन है, जो जीवन के हर हिस्से को प्रभावित करता है। समय के साथ मैंने यह जाना:

1. **तनाव और चिंता को घटाने में मदद करता है:**
   जब आप अपनी कमी पर नहीं, बल्कि अपनी उपलब्धियों और अच्छी चीज़ों पर ध्यान देना शुरू करते हैं, तो आपका मन चिंता से निकलकर शांति की ओर बढ़ता है। कृतज्ञता एक सुकून लाती है, जो आपको हर समस्या को साफ और संतुलित नजरिए से देखने की ताकत देती है।

2. **बेहतर नींद लाने में मदद करता है:**
   जब आप सोने से पहले आभार के बारे में सोचते हैं, तो मन अपने आप शांत हो जाता है। शोध यह भी बताते हैं कि जो लोग अपनी कृतज्ञता लिखते हैं, उन्हें जल्दी और सुकून भरी नींद आती है।

3. **रिश्तों में गहराई और मजबूती लाता है:**
   जब आप दिल से, भले ही चुपचाप, लोगों के प्रति कृतज्ञता महसूस करते हैं, तो उनकी अच्छाइयाँ आपको साफ दिखने लगती हैं। इससे अनावश्यक विवाद कम होते हैं और भावनात्मक जुड़ाव बढ़ता है।

4. **आत्म-सम्मान बढ़ाता है:**

कृतज्ञता आपको अपनी प्रगति और छोटी-छोटी सफलताओं को पहचानने में मदद करती है। समय के साथ यह आत्मविश्वास और संतुष्टि की भावना बढ़ाती है।

5. **सकारात्मकता को बढ़ाता है:**
   जीवन में वही बढ़ता है, जिस पर आप ध्यान देते हैं। अगर आप हर दिन अच्छाइयों पर फोकस करेंगे, तो धीरे-धीरे आपका दिमाग हर परिस्थिति में सकारात्मकता खोजने लगेगा।

कृतज्ञता को रोज़ की आदत बनाने के तरीके

कभी-कभी जीवन बहुत व्यस्त या उलझन भरा हो जाता है, और हम रुककर सोचने का समय नहीं निकाल पाते। नीचे लिखे सरल तरीकों ने मुझे नियमित बने रहने में मदद की:

1. **कृतज्ञता लिखने की डायरी (सिर्फ 2 मिनट का रूटीन)**
   हर रात को सोने से पहले उस दिन की 3 ऐसी बातें लिखें, जिनके लिए आप आभारी हैं। अपनी डायरी को बिस्तर के पास रखें। ज्यादा सोचें नहीं – बस छोटे और सच्चे वाक्य लिखें।

2. **मोबाइल पर कृतज्ञता याद दिलाने वाला अलार्म लगाना**
   हर रोज़ एक तय समय के लिए (जैसे 9 PM) अपने मोबाइल में अलार्म लगाओ और उसका नाम रखो: "आज क्या सही हुआ?" यह आपको व्यस्त दिनों में भी सोचने के लिए प्रेरित करेगा।

3. **कृतज्ञता से जोड़ने वाले मजबूत आधार**
   कृतज्ञता को अपनी दैनिक दिनचर्या का हिस्सा बनाइए। जैसे— जब आप अपने दाँतों को ब्रश कर रहे हों, तब किसी एक ऐसे व्यक्ति को याद करें, जिसके लिए आप दिल से आभारी हैं। और जब चाय या कॉफी पी रहे हों, तब उस एक पल को महसूस करें जिसने आज आपको मुस्कान दी।

4. **हर सप्ताह किसी एक व्यक्ति के प्रति आभार व्यक्त करें**

हर सप्ताह, किसी एक व्यक्ति को सिर्फ धन्यवाद कहने के लिए संदेश या कॉल करें, उनके किसी छोटे से प्रयास के लिए। यह छोटा सा कदम आपको और उन्हें दोनों को खुशी और सुकून देगा।

कृतज्ञता कैसे आपके अंदर भावनात्मक बदलाव लाती है

मुझे पहले इसका एहसास नहीं हुआ, लेकिन धीरे-धीरे कृतज्ञता ने मेरे पूरे भावनात्मक जीवन को बदल दिया।

- **पीड़ित अवस्था से विजेता बनने तक:**
  जब मैंने "मेरे साथ ही ऐसा क्यों हुआ?" पूछना बंद करके "यह अनुभव मुझे क्या सिखा रहा है?" पूछना शुरू किया, तब मैंने महसूस किया कि मैं भावनात्मक रूप से अधिक मजबूत हो गया हूँ।

- **असंतोष से संतुष्टि की अवस्था तक:**
  मैंने दूसरों के पास जो था उसे पाने की कोशिश छोड़ दी और अपने पास जो है उसे महत्व देना शुरू किया। इससे मुझे अंदर से सुकून मिलने लगा।

- **अभाव से समृद्धि तक:**
  अब मुझे किसी चीज़ की कमी महसूस नहीं होती थी। चाहे बैंक बैलेंस कम भी हो, मेरा दिल संतोष और खुशी से भरा रहता था।

- **भय से भरोसे तक:**
  कृतज्ञता ने मेरे भीतर ईश्वर की योजना के प्रति गहरा विश्वास जगा दिया। मैंने महसूस किया कि उन्होंने मुझे अब तक कई कठिन परिस्थितियों से निकाला है और आगे भी मार्गदर्शन करते रहेंगे।

"कृतज्ञता केवल एक श्रेष्ठ गुण नहीं है, बल्कि यह अन्य सभी अच्छे गुणों की जन्मदाता है।" – सिसरो (Cicero)

एक अंतिम महत्वपूर्ण विचारः

कृतज्ञता का अर्थ पीड़ा को नकारना नहीं, बल्कि अंधकार के भीतर भी प्रकाश को देखने का चुनाव करना है। यह एक कोमल स्मरण है कि जीवन, अपनी असंपूर्णताओं के बावजूद, एक अत्यंत मूल्यवान उपहार है। तो प्रिय पाठकों – यदि इस अध्याय से आप केवल एक विचार अपनाएँ, तो वह यह हो: अपने जीवन में जो कुछ भी पहले से है, उसके लिए कृतज्ञता व्यक्त करना प्रारंभ करें। और तब आप अनुभव करेंगे कि जीवन स्वयं आपको आभार व्यक्त करने के और अधिक अवसर प्रदान करने लगता है।

12

दुनिया में सबसे बेहतर महसूस करना

यह अहंकार नहीं, बल्कि अपने ऊपर अडिग विश्वास है। आपकी यही आत्म-छवि आपको ऊर्जा देती है और आपको सफलता की ओर ले जाती है। इसे लगातार अभ्यास करके अपनी आदत में शामिल करें।

"*इस विश्वास के साथ कार्य करें कि असफलता का कोई अस्तित्व ही नहीं है।*" – डोरोथिया ब्रैंडे

"*आप सोचते हैं कि आप कर सकते हैं, या सोचते हैं कि आप नहीं कर सकते– दोनों ही स्थितियों में आप सही हैं।*" – हेनरी फोर्ड

हम अक्सर लोगों को कहते हुए सुनते हैं, "मैं तो बस एक बैकबेंचर हूँ," या "मैं एक औसत छात्र हूँ – टॉप करना मेरे बस की बात नहीं है।" ये बातें सुनने में सामान्य लगती हैं। लेकिन असल में, ये बचपन से बनी हुई सोच होती है – और धीरे-धीरे हम उसी के हिसाब से जीने लगते हैं, बिना सोचे समझे। फिर एक दिन हम खुद से पूछते हैं: आखिर मैंने कभी अपनी असली क्षमता को क्यों नहीं पहचाना?

सच्चाई यह है कि यह औसत सोच आपकी असली पहचान नहीं, बल्कि यह सिर्फ एक पुरानी सोच है जिसे आपने लंबे समय तक दोहराया है। लेकिन यहाँ सबसे खूबसूरत बात यह है कि यदि आपने अतीत में उत्कृष्टता की सोच को नहीं सीखा है, तो भी उसे आज अपनाया जा सकता है। "मैं सबसे बेहतर हूँ" यह घमंड नहीं, बल्कि अपनी क्षमता को स्वीकार करना है। यह सोच आपको साधारणता से उठाकर उत्कृष्टता की ओर ले जाती है। और इसका अर्थ यह नहीं कि आप पूर्ण (परफेक्ट) हैं।

इसका अर्थ है कि आपने हर दिन अपनी पूरी शक्ति के साथ जीवन में उपस्थित होने का निर्णय लिया है। "साधारणता और महानता दोनों ही आदतें हैं – अंतर केवल इस बात में है कि आप किसे निरंतर अभ्यास

में लाते हैं।" हमने अनेक बार देखा है कि तथाकथित "औसत" या "बैकबेंचर" छात्र भी जीवन में सफल होते, बल्कि कई बार तो वे अद्‌भुत ऊँचाइयों तक पहुँचते हैं। पर ज़रा कल्पना कीजिए – यदि उन्होंने शुरुआत से ही अपने सर्वोत्तम पर विश्वास किया होता तो? और यदि आप आज, इसी क्षण, यह संकल्प ले लें कि जीवन के हर क्षेत्र में अपना सर्वश्रेष्ठ देंगे – तो आपका जीवन कैसा होगा?

आप सिर्फ सफलता तक सीमित नहीं रहेंगे – आप दूसरों के लिए मार्गदर्शक बनेंगे। एक सृजनकर्ता, एक नेता, एक प्रकाश बनकर उभरेंगे। तो अब प्रश्न है – आप अपने भीतर "सर्वश्रेष्ठ होने" की भावना का अभ्यास कैसे करें? उत्तर सरल है – बस आप इसे नियमित और सजग होकर अभ्यास करें:

- हर सुबह आईने के सामने खड़े होकर पूरे विश्वास के साथ कहें:
  "मैं सबसे बेहतर हूँ।"
- अपने कार्यस्थल या कॉलेज की ओर बढ़ते हुए, पूरे आत्मविश्वास के साथ दोहराएँ:
  "मैं सबसे बेहतर हूँ।"
- जब आप पूरे दिन की मेहनत के बाद घर आओ, तो खुद से कहो:
  "मैं सबसे बेहतर हूँ।"
- हर नए कार्य या प्रोजेक्ट की शुरुआत से पहले पूरे आत्मविश्वास के साथ कहें:
  "मैं सबसे बेहतर हूँ।"
- और सबसे महत्वपूर्ण, हर कार्य पूरा करने के बाद, चाहे वह छोटा हो या बड़ा – कहें:
  "मैं सबसे बेहतर हूँ।"
- इसे पूरी भावना के साथ कहें। अटूट विश्वास के साथ कहें। तब तक दोहराते रहें, जब तक आपका मन और शरीर उसी ऊर्जा में ढल न जाए।

क्योंकि जिन शब्दों को आप लगातार दोहराते हैं, वही आपकी सच्चाई बन जाते हैं।

एक समय ऐसा था जब दूसरों से अपनी तुलना करने पर मेरे भीतर हीन भावना घर कर जाती थी। वही भावना मेरी सबसे बड़ी जंजीर बन गई थी, जो मुझे आगे बढ़ने से रोक रही थी। मैं अपने सहपाठियों को देखता था – उनके पास नियमित ट्यूशन क्लास थीं, अलग पढ़ाई का कमरा था, नई किताबें और एक सुसज्जित स्टडी टेबल था। धीरे-धीरे मैंने यह मान लिया था कि यही चीजें उन्हें मुख्य परीक्षा में टॉपर बनाती हैं।

लेकिन मेरी जिंदगी ने एक नया मोड़ लिया जब मैंने विवेकानंद स्कूल से बॉयज़ स्कूल में कदम रखा। मेरी पढ़ाई अभी भी औसत थी, फिर भी मैं अधिकांश छात्रों से बेहतर प्रदर्शन करने लगा। और फिर एक अद्भुत परिवर्तन हुआ – मेरे शिक्षकों ने मेरी क्षमता को पहचाना। उन्होंने मुझसे कहा, "तुम बोर्ड की परीक्षा में शीर्ष स्थान प्राप्त कर सकते हो। तुम PMT में चयनित हो सकते हो।" यही वह पल था जिसने मेरे जीवन की दिशा बदल दी।

धीरे-धीरे मैंने आत्म-सुझाव की शक्ति को समझा – यह गहरा विश्वास कि मैं सक्षम हूँ, मैं योग्य हूँ, और मैं सबसे बेहतर हूँ। यह अहंकार नहीं था। यह एक शांत और अडिग विश्वास था कि मैं जीतने के लिए बना हूँ, चाहे रास्ता कितना भी कठिन क्यों न हो।

जैसा कि एक पुरानी कहावत है, "तुलना करने से आपकी खुशी छिन जाती है।" जिस क्षण से मैंने दूसरों की उपलब्धियों पर ध्यान केंद्रित करना छोड़ दिया और अपनी संभावनाओं पर ध्यान देना प्रारंभ किया, उसी क्षण से मेरे जीवन में एक गहरा परिवर्तन आरंभ हो गया। उस दिन के बाद, यह मानसिकता मेरे प्रत्येक कार्य का आधार बन गई। यहाँ तक कि इस पुस्तक के लेखन के दौरान भी, मेरे भीतर यह अटूट विश्वास है कि यह एक उत्कृष्ट कृति सिद्ध होगी – केवल चिकित्सक जगत के लोगों

के लिए ही नहीं, बल्कि प्रत्येक उस व्यक्ति के लिए जो अपने जीवन में अर्थ, स्पष्टता और उद्देश्य की खोज में है।

जब आप खुद को सर्वश्रेष्ठ मानते हैं, अपनी चुनौतियों का साहसपूर्वक सामना करते हैं, और भीतर से मजबूत तथा शांत बने रहते हैं – तभी आप किसी भी क्षेत्र में असली सफलता हासिल कर सकते हैं।

हनुमान जी के अपने भीतर छिपी असीम शक्ति के आत्मबोध का क्षण:

जीवन में एक ऐसा क्षण आता है, जब हम यह समझते हैं कि जिसकी तलाश हम बाहर कर रहे थे, वह हमेशा से हमारे भीतर मौजूद था। यह एहसास हमारे पूरे अस्तित्व को बदल देता है – जैसे हनुमान जी को स्वयं के भीतर छिपी असीम शक्ति का आत्मबोध कराया गया था। उनके भीतर असीम दिव्य शक्ति थी, परंतु वह तब तक प्रकट नहीं हुई, जब तक उन्हें उनकी वास्तविक पहचान नहीं याद दिलाई गई। जैसे ही उन्हें अपनी असली पहचान प्राप्त हुई वे एक साधारण भक्त से अटूट विश्वास और शक्ति का प्रतीक बन गए।

हम भी इससे अलग नहीं हैं। जिस क्षण आप सच्चे मन से यह विश्वास करना शुरू करते हैं कि आप भी महान बन सकते हो, आपके अंदर कुछ बदलने लगता है। आपकी सोच साफ हो जाती है, फोकस बढ़ जाता है, और आपकी आदतें उस इंसान जैसी बनने लगती हैं, जैसा आप बनना चाहते हो। आप उसी तरह सोचने, कार्य करने और जीवन जीने लगते हैं, जैसे आपने अपने सपनों को पहले ही साकार कर लिया हो – चाहे वह एक प्रतिष्ठित मेडिकल परीक्षा में सफलता हो, कोई क्रांतिकारी विचार हो, या प्रभाव और समृद्धि से भरा जीवन।

उस क्षण के बाद जीवन की धारा बदलने लगती है। सही लोग आपके मार्ग में आने लगते हैं, अनपेक्षित अवसर खुलने लगते हैं, और परिस्थितियाँ आपके पक्ष में व्यवस्थित होने लगती हैं, मानो सृष्टि आपके संकल्प को स्वीकार कर आपके साथ चलने लगी हो। किन्तु केवल विश्वास पर्याप्त नहीं है; उस मार्ग पर साहसपूर्वक चलना आवश्यक है।

हर चुनौती आपके विश्वास, धैर्य और स्पष्टता की परीक्षा लेगी। फिर भी, जब आप अपने भीतर की उस 'हनुमान ऊर्जा' – शांत और अडिग शक्ति – से जुड़े रहते हैं, तो संदेह अपना प्रभाव खो देता है। आप एक शांत आत्मविश्वास के साथ आगे बढ़ते हैं, यह जानते हुए कि आपका उद्देश्य किसी भी बाधा से अधिक शक्तिशाली है।

जैसे-जैसे आपकी मानसिकता विकसित होती है, आपका संपूर्ण अस्तित्व उसके अनुरूप होने लगता है। आप भीतर से अधिक जीवंत अनुभव करते हैं, आपकी हर संवेदना आपके उद्देश्य से जुड़ जाती है। आप यूँ ही बहते रहने के बजाय, जागरूकता और उद्देश्य के साथ जीना शुरू करते हैं। आप हर सुबह स्पष्टता के साथ जागते हैं, और आप ध्यान भटकाने के बजाय अनुशासन को चुनते हैं। समय अब व्यर्थ नहीं जाता; हर क्षण आपके द्वारा रचे जा रहे भविष्य की दिशा में एक सार्थक कदम बन जाता है।

और जब जीवन आपको अनिश्चितताओं के बीच डाल दे – जब गलतियाँ हों या प्रगति धीमी प्रतीत हो – तो यह याद रखें: आपका सर्वश्रेष्ठ स्वरूप कभी खोता नहीं है। वह आज भी आपके भीतर जीवित है, पुनः जागृत होने की प्रतीक्षा में। अपनी चुनौतियों को असफलता का नाम मत दीजिए, बल्कि उन्हें अपने परिवर्तन की प्रक्रिया का हिस्सा मानिए। हर असफलता अपने भीतर एक सीख छुपाए होती है, और हर गिरावट आपको पहले से अधिक सशक्त बनाने आती है।

आपका सर्वोत्तम स्वरूप केवल आपकी सफलताओं से नहीं, बल्कि आपकी सहनशीलता और दृढ़ता से परिभाषित होता है। यह आपके भीतर का वह अटूट हिस्सा है, जो हर तूफान के बाद फिर से उठ खड़ा होता है – अधिक मजबूत, अधिक बुद्धिमान और अधिक संकल्पित होकर। यही आपकी वास्तविक शक्ति है – वह दिव्य चिंगारी, जो एक बार जागृत हो जाए, तो आपको अजेय बना देती है।

"मैं सबसे बेहतर हूँ" की सम्पूर्ण प्रक्रिया: सिर्फ शब्दों से परे एक अनुभव

1. **केवल शब्दों को न दोहराएँ, उन्हें गहराई से महसूस करते हुए कहें –**

"मैं सबसे बेहतर हूँ" कहना मात्र शब्दों का दोहराव नहीं है, यह एक गहरी अनुभूति है। इसे शक्ति और मुस्कान के साथ व्यक्त करें, और उसी दृढ़ विश्वास से स्वीकार करें जैसे आप अपने नाम या जन्मदिन को सत्य मानते हैं। जितनी अधिक भावना आप इसमें जोड़ेंगे, उतनी ही तेजी से आपका मन इसे सच्चाई के रूप में स्वीकार करेगा।

2. **मन में स्पष्ट तस्वीर बनाने का अभ्यास**

सोने से पहले या सुबह उठते ही 2–3 मिनट आँखें बंद करें और स्वयं को अपनी सर्वोच्च सफलता के शिखर पर देखें – चाहे वह सफल सर्जरी हो, टीम का नेतृत्व हो, कठिन परीक्षा में विजय हो या किसी महान कार्य की रचना। अपने आप को सर्वश्रेष्ठ रूप में देखें और उस अनुभव को मन में जीवंत करें। मानसिक चित्रण और आत्म-पुष्टि साथ मिलकर एक मजबूत विश्वास चक्र बनाते हैं।

3. **सर्वश्रेष्ठ व्यक्तित्व की शारीरिक अभिव्यक्ति (भाषा)**

आपके शरीर में वही ऊर्जा दिखनी चाहिए जैसा कि आप अपने बारे में बोलते हो। दृढ़ता के साथ सीधे खड़े रहें, कंधे सहज किंतु आत्मविश्वास से युक्त हों। प्रत्येक कदम उद्देश्यपूर्ण हो, दृष्टि में आत्मविश्वास झलके, और मुस्कान आपकी स्वाभाविक अभिव्यक्ति बने। जब आपका शरीर आपके भीतर के विश्वास को दर्शाता है, तो आपका अवचेतन मन तेजी से उसी के अनुरूप ढलने लगता है।

4. **हर छोटे कार्य में उत्कृष्टता का अभ्यास**

छोटे कार्यों को भी पूर्ण ध्यान और गर्व के साथ करना शुरू करें। चाहे वह नोट्स लिखना हो, अपने आसपास की सफाई करना हो, बिस्तर व्यवस्थित करना हो या किसी संदेश का उत्तर देना – हर कार्य में उत्कृष्टता दिखाएँ। यही छोटी-छोटी उत्कृष्टताएँ मिलकर आपके भीतर "मैं सबसे बेहतर हूँ" की सोच को मजबूत बनाती है।

5. **तुलना के जाल से स्वयं को मुक्त करें**
   सर्वश्रेष्ठ होना दूसरों से आगे निकलना नहीं, बल्कि अपने ही सर्वोत्तम स्वरूप तक पहुँचना है – हर दिन, कल से बेहतर बनना। केवल परिणामों का नहीं, अपने विकास और प्रगति का भी सम्मान करना है।

6. **सकारात्मक लोगों से जुड़ाव**
   उन लोगों, पुस्तकों, वीडियो या मार्गदर्शकों (चाहे ऑनलाइन ही क्यों न हो) के साथ समय बिताएँ जिनमें सकारात्मक ऊर्जा और आत्मविश्वास हों। आपका परिवेश ही आपके विश्वास को आकार देता है, इसलिए उसे सोच-समझकर चुनें।

अंतिम संदेश

"मैं सबसे बेहतर हूँ" केवल एक वाक्य नहीं, बल्कि एक जीवन जीने की शैली है। यह आपके दृष्टिकोण, आपके कर्म और आपके विचारों में उत्कृष्टता को धारण करने का आह्वान है – चाहे आपकी शुरुआत कहीं से भी हुई हो। जीवन आपको अवश्य परखेगा, और संदेह के क्षण भी आएँगे। किन्तु उन्हीं क्षणों में, जब आप अपनी महान बनने पर विश्वास बनाए रखते हैं – वहीं से आपके भीतर परिवर्तन का आरंभ होता है। इसे कहें। इसे महसूस करें। इसे जिएं। दुनिया भी उसी की सुनती है, जो सबसे पहले अपने आप पर भरोसा करता है।

13

नकारात्मकता से बचाव की दीवार

हर विचार को अपने मन में जगह देना समझदारी नहीं है – खासकर तब, जब वह डर, असफलता और निराशा की जड़ से निकला हो।

"बुद्धिमानों की संगत व्यक्ति को ज्ञान और सफलता की ओर ले जाती है, जबकि मूर्खों का साथ अंततः उसे हानि और पछतावे की राह पर डाल देता है।" – कहावत 13:20

"जो व्यक्ति भीड़ की आवाज़ में खो जाता है, वह अपनी मंज़िल तक पहुँचने का रास्ता कभी नहीं ढूँढ पाता।" – अफ़्रीकी कहावत

जब भी आप किसी नई कंपनी, संस्थान या समूह का हिस्सा बनते हैं, तो वहाँ कुछ ऐसे लोग जरूर मिलते हैं जो अपनी ज़िंदगी से बहुत निराश होते हैं। उनकी सोच हार से भरी होती है, और उनकी बातें उसी का प्रतिबिंब होती हैं। वे प्रत्यक्ष या अप्रत्यक्ष रूप से आपको यह विश्वास दिलाने की कोशिश करते हैं कि बड़े सपने देखना मूर्खता है, कि हर कोई धनवान या सफल नहीं बन सकता, और संभवतः आप भी उन चुनिंदा लोगों में शामिल नहीं हैं।

ये लोग आपको खुले तौर पर हतोत्साहित नहीं करते, बल्कि "अनुभव" और "वास्तविकता" का आवरण ओढ़कर आपकी सोच को सीमित करते हैं। जब भी आप कोई सकारात्मक विचार साझा करते हैं, तो वे तुरंत प्रतिक्रिया देते हैं – "तुमने अभी जीवन को देखा ही कहाँ है।" "वास्तविक दुनिया में टिकना इतना आसान नहीं होता।" "अवसर अब लगभग समाप्त हो चुके हैं।"

लेकिन सच्चाई कुछ और है – वे आपको चेतावनी नहीं दे रहे होते हैं, बल्कि अपनी सोच आप पर थोप रहे होते हैं। उनकी बातें उनके अपने डर, असफलताएँ और खोए हुए अवसरों से निकलती हैं। और मैं खुद उस माहौल को जी चुका हूँ।

बचपन से ही मेरे आसपास ऐसे लोग मौजूद थे बचपन से ही मेरे आसपास ऐसे लोग मौजूद थे। आज जब मैं पीछे मुड़कर देखता हूँ, तो खुद से यही सवाल करता हूँ – मैं उस माहौल से निकलकर इतना मजबूत, शांत और उद्देश्यपूर्ण कैसे बन गया?

मेरी 11वीं और 12वीं के दिन आज भी मेरी स्मृतियों में स्पष्ट रूप से अंकित हैं। हमारा घर बेहद साधारण था – सिर्फ दो कमरों का मकान। एक कमरा, जो टीवी रूम और किचन दोनों का काम करता था, और दूसरा कमरा, सोने और पढ़ने दोनों के लिए उपयोग में आता था। मैं अपने लक्ष्य पर पूरी तरह फोकस था। घर में कौन आ रहा है या क्या हो रहा है, मुझे फर्क नहीं पड़ता था। मेरी दुनिया सिर्फ मेरी किताबें और मेरा सपना था।

लेकिन असली चुनौती तब आई जब लोगों ने बोलना शुरू किया। रिश्तेदार कहते थे, "इतना मत पढ़ो, आँखें खराब हो जाएँगी," या फिर, "ऐसे पढ़ते रहे तो पागल हो जाओगे।" कुछ सहपाठि मुझपर हँसते थे और मुझे "रटना" कहकर बुलाते थे, जैसे मैं बिना समझे सिर्फ याद कर रहा हूँ। उन्हें लगता था कि मैं अपना समय बेकार कर रहा हूँ।

आश्चर्यजनक रूप से, कुछ शुभचिंतक मेंटर्स ने भी मुझे सलाह दी – "तुम्हारे लिए गणित एक बेहतर विकल्प हो सकता है।" वहीं, एक व्यक्ति जिसने स्वयं जीवविज्ञान का अध्ययन किया था, परंतु चयन प्राप्त नहीं कर पाया था और अंततः प्रयोगशाला में कार्यरत हो गया था, उसने भी गंभीरता से कहा – "MBBS में चयन की संभावना लगभग नहीं के बराबर है। बेहतर होगा कि तुम गणित का चयन करो, ट्यूशन के माध्यम से तुम इससे आय भी अर्जित कर सकोगे। और वैसे भी, MBBS की फीस के लिए आवश्यक धन तुम कहाँ से लाओगे?"

कल्पना कीजिए – यदि मैंने उन सभी की बातों को स्वीकार कर लिया होता, यदि उनके भय ने मेरे सपनों की दिशा तय कर दी होती। वास्तविकता यह है कि यदि आप बाहरी शोर को शांत करना नहीं सीखते, तो वही शोर आपकी आंतरिक पुकार को मौन कर देता है।

नकारात्मकता संक्रामक होती है। यह आपकी दृष्टि को धुंधला करती है, आपके मनोबल को तोड़ती है, और आपको अपनी ही क्षमता पर संदेह करने के लिए विवश कर देती है। इसीलिए, इससे दूरी बनाए रखना आपकी जिम्मेदारी है – चाहे यह किसी भी व्यक्ति या स्रोत से क्यों न उत्पन्न हो।

उनका संदेह मेरी प्रगति को रोक नहीं सका, और उनके शब्द मेरे संकल्प को तोड़ नहीं पाए – क्योंकि मेरा विश्वास, उनके शोर से कहीं अधिक प्रबल था। इसे अपने जीवन का सिद्धांत बनाइए – अपने आसपास ऐसे लोगों को रखें जो आपको ऊँचाई तक ले जाएँ, न कि ऐसे जो अपनी असफलताओं का भार आपके सपनों पर थोप दें। और यदि कोई भी आपके दृष्टिकोण पर विश्वास नहीं करता, तो स्वयं अपने सबसे बड़े समर्थक बनिए – क्योंकि कभी-कभी, वही एक विश्वास पर्याप्त होता है।

आज मैं भगवान का आभारी हूँ कि मैंने 18 साल पहले उस दुनिया को पीछे छोड़ दिया। तब मैं इतना परिपक्व नहीं था कि नकारात्मकता से बचने का तरीका समझ पाता। मैं न तो इतना समझदार था, और न ही मेरे पास जवाब देने के लिए शब्द थे। लेकिन मेरा फोकस इतना मजबूत था कि वही मेरी सुरक्षा बन गया। मेरा सपना मेरी ताकत बन गया। मैं उस दुनिया से बहस करके नहीं निकला, बल्कि मैं बस वहाँ से आगे बढ़ गया।

और आज जब मैं अपने सफर को पीछे मुड़कर देखता हूँ, तो मेरे मन में सिर्फ कृतज्ञता होती है... क्योंकि मैंने नकारात्मक शोर, संदेह और डर से दूरी बनाई, और उस जिंदगी को चुना, जिस पर मुझे विश्वास था। इसे अपने जीवन का सिद्धांत बनाइए – "आप अपने सपनों के लिए किसी के प्रति उत्तरदायी नहीं हैं, किन्तु उन्हें संरक्षित रखने का साहस स्वयं में विकसित करना आपका दायित्व है।"

आप सोच सकते हैं – "यह सब बातें करना आसान है, लेकिन असल जिंदगी में यह संभव नहीं है।" लेकिन अगर आप सच में मुझ पर विश्वास

करे सकें – तो यह सिर्फ संभव ही नहीं, बल्कि पूरी तरह किया जा सकता है। इसकी शुरुआत एक बड़े बदलाव से होती है: अपने वातावरण को समझदारी से चुनना। किसी भी नई जगह – चाहे वह कॉलेज हो, संस्थान हो, कोचिंग क्लास हो, कंपनी हो या दोस्तों का समूह – जॉइन करने से पहले अच्छी तरह जांच-पड़ताल करें। सिर्फ नाम या प्रतिष्ठा मत देखें, वहाँ के लोगों की सोच को समझें। अपने आप से पूछें: क्या ये लोग सपने देखने वाले हैं या सिर्फ शिकायत करने वाले? बनाने वाले हैं या दूसरों को दोष देने वाले?

क्योंकि जब आप किसी माहौल में जाते हैं, तो वहाँ की ऊर्जा आपकी सोच को प्रभावित करने लगती है। यह एक कदम आपको वर्षों की मानसिक उलझन और आत्म-संदेह से बचा सकता है। और अगर कभी आपको लगे कि कोई जगह आपकी ऊर्जा को कम कर रही है – तो वहाँ से निकलने का साहस रखें। आपका भविष्य इतना कीमती है कि उसे गलत लोगों के बीच नहीं बिताया जा सकता।

एक समय ऐसा आया जब मैंने अस्पताल खोलने की उम्मीद लगभग खो दी थी। आस-पास का माहौल इतना डर और और संदेह से भरा हुआ था कि मेरी दृढ़ इच्छाशक्ति भी डगमगाने लगी। मैं स्वयं से प्रश्न करने लगा – "क्या मेरी महत्वाकांक्षा बहुत अधिक है?" "क्या शहडोल जैसे स्थान पर यह वास्तव में संभव है?" "क्या मैं इन सभी जोखिमों और औपचारिकताओं का सामना कर पाऊँगा?"

लेकिन मेरे अंतर्मन की गहराइयों में एक सूक्ष्म स्वर निरंतर गूँज रहा था—"यह तुम्हारा वास्तविक स्वरूप नहीं है। तुम सृजन के लिए जन्मे हो, अनुकरण के लिए नहीं। तुम नेतृत्व के लिए बने हो, अनुसरण के लिए नहीं।" और उसी क्षण मुझे एक गहन सत्य का बोध हुआ: मैं इसलिए असफल नहीं हो रहा था कि मेरे पास साधन कम थे, बल्कि इसलिए क्योंकि मैं नकारात्मकता के प्रभाव में आ गया था।

चाहे आप कितने भी कुशल, दूरदर्शी और परिश्रमी क्यों न हों, यदि आप अपने आसपास के लोगों की निराशा, भय और संदेह को निरंतर

आत्मसात करते रहेंगे, तो आपकी मानसिकता भी उसी दिशा में परिवर्तित होने लगेगी। भले ही आपके परिवेश का अधिकांश भाग (90%) सकारात्मक हो, किन्तु वह थोड़ी-सी (10%) नकारात्मकता भी आपकी आंतरिक सोच, ऊर्जा और निर्णय क्षमता को प्रभावित कर सकती है।

और यहीं सबसे सूक्ष्म चुनौती छिपी होती है: ये लोग आपको प्रत्यक्ष रूप से आहत नहीं करते, न ही खुलकर आलोचना करते हैं। वे अपनी बात को एक कोमल, "चिंतित" स्वर में प्रस्तुत करते हैं – "मैंने दुनिया देखी है, यह इतना सरल नहीं है।" "यह हर किसी के लिए नहीं होता, केवल कुछ ही लोग सफल हो पाते हैं।" "इतने बड़े सपने मत देखो, जीवन पहले ही कठिन है।" वे मुस्कान के साथ कहते हैं, किन्तु उनके शब्द भीतर एक गहरा घाव छोड़ जाते हैं।

आपका भविष्य इतना मूल्यवान है कि उसे किसी और की असफलताओं की कहानी से निर्धारित नहीं होने देना चाहिए। बाहरी शोर को अनसुना करें, अपने अंतर्मन की आवाज़ को सुनें, और स्वयं को सकारात्मक एवं सफल लोगों के बीच रखें। अंततः, इस अटूट विश्वास के साथ कि हम इसे संभव बना सकते हैं, मैंने और मेरी पत्नी ने साहसिक निर्णय लिया। हमें किसी और की साझेदारी की आवश्यकता नहीं थी। अपनी साझा दृष्टि और सकारात्मक ऊर्जा के बल पर, हमने अपने दम पर – अपनी शर्तों पर – अस्पताल की नींव रखी।

यह सफर आसान नहीं था, लेकिन हमें यह यकीन था कि हम साथ हैं – और वही हमारी सबसे बड़ी ताकत थी। उनकी सकारात्मक सोच, उनका अटूट साथ और हमारी साझा मेहनत ही वह ऊर्जा थी, जिसने हमें आगे बढ़ाया – यहाँ तक कि जब रास्ता नामुमकिन सा लग रहा था।

हमने यह अनुभव किया कि वास्तविक सफलता सहयोग, विश्वास और ऐसी मानसिकता से उत्पन्न होती है, जो बाधाओं में नहीं, बल्कि अवसरों में विश्वास करती है। "जब दो हृदय एक समान दृष्टि के साथ एकजुट होते हैं, तब सबसे कठिन चुनौतियाँ भी प्रगति की राह बन जाती

हैं।" "किसी साझेदारी की वास्तविक शक्ति केवल कार्य के विभाजन में नहीं, बल्कि साझा स्वप्न को जीने में निहित होती है।"

आज जब मैं अपने बनाए हुए अस्पताल को देखता हूँ, तो मुझे एहसास होता है कि हर संघर्ष और हर संदेह ने मुझे मजबूत बनाया – और वह सब पूरी तरह से सही था। क्योंकि जब आपके साथ सकारात्मक सोच और सही व्यक्ति का साथ होता है, तो हर सपना संभव हो जाता है और हर चुनौती छोटी लगने लगती है।

जब आप अपने सपनों को नकारात्मकता के शोर से सुरक्षित रखते हैं, तब आप उन्हें उड़ान भरने का आकाश प्रदान करते हैं। नकारात्मकता और विफलताएँ स्वयं में शक्तिहीन होती हैं – जब तक कि आप स्वयं उन्हें अपनी राहें रोकने की अनुमति नहीं देते।

नकारात्मकता से स्वयं को बचाकर सकारात्मक जीवन की ओर कैसे बढ़ें?

नकारात्मकता अत्यंत सूक्ष्म और चतुर होती है—यह समाचारों, लोगों और सामान्य वार्तालाप के माध्यम से हमारे भीतर प्रवेश कर जाती है। अक्सर हमें इसका आभास भी नहीं होता कि हमारी ऊर्जा प्रतिदिन किस प्रकार प्रभावित हो रही है। आप भय से भरे समाचार पढ़ते हैं, और फिर ऐसे वातावरण में जाते हैं जहाँ शिकायतों का प्रभुत्व होता है। समय के साथ यह आपकी आंतरिक चमक को कम कर देती है।

सकारात्मक बने रहने के सरल किन्तु प्रभावी उपायः

1. **अपनी संगति सोच-समझकर चुनें।** किसी के करीब आने से पहले उसकी ऊर्जा और सोच को समझें।
2. **अपने दिन की शुरुआत प्रेरणा से करें, जानकारी से नहीं।** एक अच्छी किताब के 10 पन्ने पढ़ें, न कि डर और नकारात्मकता से भरा अखबार।
3. **नकारात्मक लोगों के साथ ज्यादा जुड़ाव न रखें।** मुस्कुराएँ, अभिवादन करें, और आगे बढ़ जाएँ।

4. **पूरे ध्यान के साथ काम करें।** व्यस्त मन सुरक्षित मन होता है।
5. **खुद को प्रेरणादायक लोगों से घेरें।** सिर्फ परिणाम नहीं, प्रयास भी साझा करें।
6. **ज़रूरत पड़े तो अपना वातावरण बदलें।** कुछ जगहें आपकी ऊर्जा के योग्य नहीं होतीं।
7. **अपने सपनों की रक्षा करें।** उन्हें तभी साझा करें जब वे क्रियान्वयन में हों – और सिर्फ उन लोगों से जो विश्वास रखते हैं।
8. **सकारात्मक शब्दों का प्रयोग करें।** ऐसे बोलें जैसे आपके शब्द आपकी दुनिया बना रहे हैं – क्योंकि वे बनाते हैं।
9. **सोशल मीडिया का समझदारी से उपयोग करें।** स्क्रॉल करते हुए अपने मन को उदासी में डूबने न दें।

"केवल वही बोलें, जिसे आप अपने जीवन में बढ़ते हुए देखना चाहते हैं।"

नकारात्मकता भले ही ज़ोर से सुनाई दे, लेकिन सकारात्मकता – अगर निरंतर अपनाई जाए – आपकी पूरी ज़िंदगी बदल सकती है।

मैं इसे विशेष रूप से इसलिए उल्लेखित कर रहा हूँ, क्योंकि आज के समय में सोशल मीडिया सबसे बड़े मौन ऊर्जा-नाशकों में से एक बन चुका है। यदि आप इसे नियंत्रित नहीं करते, तो यह आपको नियंत्रित करने लगता है – और धीरे-धीरे आपके मन को नकारात्मकता, तुलना, ईर्ष्या, निराशा और भय से भर देता है। यद्यपि यह सीखने और जुड़ने का एक सशक्त माध्यम है, किन्तु यह आपके मन को निम्नलिखित भावनाओं से भी भर सकता है:

- नकारात्मक समाचार
- झूठी सफलता की कहानियाँ
- तुलना के जाल

- बेकार की गपशप और ड्रामा
- ट्रोलिंग और आलोचना

जैसे ही आप अपने फीड (सोशल मीडिया पर दिखने वाली पोस्ट्स की सूची)को खोलते हैं, आप अनजाने ही अपनी जीवन यात्रा की तुलना किसी और की उपलब्धियों भरे चित्रों या वीडियो से करने लगते हैं। नकारात्मक समाचारों को बार-बार देखकर आपका अवचेतन मन यह मानने लगता है कि यह दुनिया अंधकार और अन्याय से भरी है। यदि आप सजग नहीं रहते, तो सोशल मीडिया धीरे-धीरे आपकी ऊर्जा, आत्मविश्वास और मानसिक शांति को क्षीण कर सकता है।

इस जाल से खुद को सुरक्षित रखने के उपाय:

- **अपनी सुबह फोन के बिना शुरू करें।**
  सुबह जागने के बाद पहले 1–2 घंटे तक WhatsApp, Instagram, Facebook आदि चेक करने से बचें।

- **सोशल मीडिया देखने का एक निश्चित समय तय करें और उसी पर टिके रहें।**
  उदाहरण: केवल लंच के बाद 15 मिनट या शाम को 15 मिनट – पूरे दिन बार-बार नहीं।

- **नकारात्मक अकाउंट्स को अनफॉलो या म्यूट करें।**
  ऐसे अकाउंट्स से दूरी बनाएँ जो ज़हरीली खबरें, नकली लाइफस्टाइल या डर और गुस्सा फैलाते हैं।

- **होम स्क्रीन पर केवल सीखने वाले ऐप्स रखें।**
  Instagram या YouTube जैसे एंटरटेनमेंट ऐप्स को किसी छुपे हुए फ़ोल्डर में रखें, ताकि वे बार-बार ध्यान न खींचें।

- **अपने स्क्रीन टाइम को ट्रैक और सीमित करने के लिए ऐप्स का उपयोग करें।**

Digital Wellbeing या Stay Free जैसे ऐप्स इसमें आपकी मदद कर सकते हैं।

- **अपने दिन को अर्थपूर्ण ऑफलाइन गतिविधियों से भरें।** असली किताबें पढ़ें, वास्तविक लोगों से मिलें, प्रकृति में समय बिताएँ, अपने जुनून से जुड़े कामों पर गहराई से ध्यान दें, और परिवार के साथ अधिक समय बिताएँ।

- **याद रखें:** आपको सोशल मीडिया छोड़ने की जरूरत नहीं है—बस उसे अपने नियंत्रण में रखना सीखें, इससे पहले कि वह आपको नियंत्रित करने लगे।

"अगर आप अपने मन को खुद नियंत्रित नहीं करेंगे, तो कोई और उसे नियंत्रित कर देगा।"

"जो पक्षी पिंजरे में जन्म लेते हैं, वे उड़ान को एक बीमारी समझते हैं।" – अलेजांद्रो जोदोरोव्स्की

"यदि आप उड़ान भरना चाहते हैं, तो आप उन सभी बोझों को छोड़ दें, जो आपकी गति और ऊँचाई को सीमित करते हैं।" – गौतम बुद्ध

दैनिक सकारात्मकता बनाए रखने की सूची:
(फोकस्ड, खुश और प्रेरित रहने के लिए इसे रोज़ अपनाएँ)

1) **कृतज्ञता के साथ दिन की शुरुआत करें**
अपने दिन की शुरुआत चुपचाप 3 चीज़ों के लिए धन्यवाद देकर करें – अपना स्वास्थ्य, अपना परिवार, और अपने अवसर।

2) **पहले 1 घंटे तक फोन से दूर रहें**
न WhatsApp, न Instagram, न ईमेल।
इसके बजाय: स्ट्रेचिंग करें, पानी पिएँ, जर्नल लिखें या कुछ समय शांति में बैठें।

3) **किसी सकारात्मक किताब के 10 पन्ने पढ़ें**
सेल्फ-हेल्प, जीवनी, आध्यात्मिकता या कोई भी किताब जो आपको ऊपर उठाए।

4) **अपनी सकारात्मक घोषणा पूरे विश्वास के साथ ज़ोर से व्यक्त करें**
"मैं सबसे बेहतर हूँ। मैं केंद्रित हूँ। मैं अडिग हूँ।" (आईने के सामने 3 बार दोहराएँ)

5) **दिन के 3 सबसे महत्वपूर्ण लक्ष्य तय करें**
उन्हें अपनी डायरी या फोन में लिखें – और पूरे दिन उसी पर फोकस बनाए रखें।

6) **मुस्कान और ऊर्जा के साथ लोगों से मिलें**
जहाँ भी जाएँ – अस्पताल, क्लिनिक, ऑफिस – लोगों का सकारात्मक तरीके से अभिवादन करें।

7) **नकारात्मक लोगों और गपशप से दूर रहें**
बस "हाय" कहें और आगे बढ़ जाएँ। अपनी ऊर्जा और वाइब को सुरक्षित रखें।

8) **सोशल मीडिया का समय नियंत्रित करें**
दिन में केवल 1–2 बार ही देखें।
नकारात्मक अकाउंट्स को म्यूट या अनफॉलो करें।
सिर्फ सीखने और सकारात्मक कंटेंट को फॉलो करें।

9) **5–10 मिनट शांति या ध्यान में बिताएँ**
शाम के समय – थोड़ा रुकें, गहरी साँस लें, और अपनी आंतरिक शांति को फिर से महसूस करें।

10) **दिन का अंत चिंतन और कृतज्ञता के साथ करें**
खुद से पूछें: "आज क्या अच्छा हुआ?" और "कल मैं क्या बेहतर कर सकता हूँ?"

"सकारात्मकता कोई एक बार किया गया काम नहीं है – यह एक दैनिक अनुशासन है।"

अंतिम विचार –

नकारात्मकता भले ही आज के समय में सर्वत्र दिखाई देती हो, किन्तु यह जीवन की स्वाभाविक अवस्था नहीं है।आपका जन्म निराशा, गपशप या आत्म-संदेह के बंधनों में जीने के लिए नहीं हुआ है – आपका जन्म हुआ है प्रकाश फैलाने, सृजन करने और प्रेरणा बनने के लिए। अतः यह अत्यंत आवश्यक है कि आप सजगता के साथ चुनें कि आप क्या सुनते हैं, क्या पढ़ते हैं और किनसे संवाद करते हैं। क्योंकि आपका आंतरिक संसार ही आपके बाह्य संसार का निर्माण करता है।

आपके विचार ही आपके कर्मों में परिवर्तित होते हैं, और वही कर्म आपके भविष्य की संरचना करते हैं। अतः अपने मन को एक पवित्र मंदिर की तरह सुरक्षित रखें, और उसे शक्ति, आशा, कृतज्ञता तथा अटूट विश्वास की ऊर्जा से परिपूर्ण करें।

याद रखें –

बाहरी दुनिया में परिवर्तन तभी आता है, जब आपकी आंतरिक दुनिया मजबूत और शक्तिशाली बनती है। इसलिए हर दिन, हर क्षण, सजग होकर चुनाव करें। "कुछ नकारात्मक आवाज़ों को अपने भीतर जल रही आग को बुझाने का अधिकार कभी न दें।"

14

एक मैग्नेट (प्रभावशाली) डॉक्टर का व्यवहार कोड (नियम)

"**लो**ग आपके द्वारा किए गए उपचार को भुला सकते हैं, लेकिन वे आपके द्वारा दिए गए एहसास को याद रखेंगे।"

"विनम्रता, सहानुभूति और दयालुता को अपनाएँ – ताकि आपका व्यवहार ही आपके स्पर्श से पहले उपचार का माध्यम बन जाए।"

एक चिकित्सक के रूप में मैंने अपनी यात्रा के दौरान एक सच्चाई बहुत जल्दी समझ ली: चिकित्सा केवल रोग का निदान करने या औषधि देने तक सीमित नहीं है – यह मानवता के साथ लोगों के जीवन को छूने की कला है। जब भी मैं किसी रोगी से मिलता, चाहे वह युवा हो या वृद्ध, गंभीर स्थिति में हो या सामान्य, मैंने एक सरल संकल्प लिया: मैं उनका उपचार ऐसे करूँगा जैसे वे मेरे अपने परिवार के सदस्य हों।

जब मैं उनके कंधे पर स्नेहपूर्वक हाथ रखता, बिना किसी जल्दबाज़ी के उनकी चिंताओं को ध्यानपूर्वक सुनता, और एक सच्ची मुस्कान के साथ उनसे संवाद करता, तो अक्सर एक अद्भुत परिवर्तन देखने को मिलता – उनका दर्द मानो कम होने लगता, उनका भय धीरे-धीरे गायब होने लगता, और दवा देने से पहले ही उनके भीतर यह विश्वास जागने लगता कि वे स्वस्थ हो सकते हैं। यह कोई जादू नहीं था, बल्कि मानवीय संबंध का वह अदृश्य किंतु अत्यंत शक्तिशाली प्रभाव था – जिसे कोई भी औषधीय मार्गदर्शन (prescription) प्रतिस्थापित नहीं कर सकता।

समय के साथ मैंने यह अनुभव किया कि जिन रोगियों को देखभाल, सम्मान और समझ का वास्तविक एहसास होता है, वे अधिक तेजी से स्वस्थ होते हैं, उपचार पर गहरा विश्वास करते हैं, और दवाइयों से कहीं अधिक आशा अपने साथ लेकर घर जाते हैं। जब आप चिकित्सा (या किसी भी कार्य) को विनम्रता, करुणा और सेवा-भाव के साथ करते हैं,

तब आप केवल एक शरीर का उपचार नहीं करते बल्कि आप एक आत्मा को संबल (support) कर ऊँचाई प्रदान करते हैं।

मेरे सफर का वह महत्वपूर्ण दौर जहाँ यह सीख साकार हुई:

इंटर्नशिप के प्रारंभिक वर्षों से लेकर एक परिपक्व कंसल्टेंट बनने तक, यह सिद्धांत मेरे जीवन का एक मौन मार्गदर्शक बना रहा: रोगी को हमेशा दयालुता से स्पर्श करें। उनकी बातों को पूरे ध्यान और धैर्य से सुनें। और उन्हें अपने परिवार का हिस्सा मानकर उपचार करें। इस दृष्टिकोण ने केवल मेरी चिकित्सकीय प्रैक्टिस को नहीं संवारा बल्कि इसने अटूट विश्वास, गहरी निष्ठा और दिल से निकली दुआओं का ऐसा संबंध बनाया, जिसे कोई भी विज्ञापन कभी नहीं खरीद सकता।

"सच्चा उपचार सिर्फ हाथों से नहीं होता – वह आपकी उपस्थिति, आपके करुणा भरे हृदय और उत्कृष्टता की आपकी चाह से भी होता है।"

एक मैग्नेट डॉक्टर केवल एक कुशल चिकित्सक ही नहीं होता – लोगों के लिए ताकत, उम्मीद और परिवर्तन का स्रोत होता है।

यह एक मैग्नेट (प्रभावशाली) डॉक्टर के संपूर्ण आचरण का मार्गदर्शक है: आंतरिक चरित्र

- **अत्यंत परिश्रमी (Ruthlessly Hardworking):**
  सेवा, उत्कृष्टता और अनुशासन के प्रति पूरी निष्ठा से समर्पित – चाहे कोई देख रहा हो या नहीं।

- **सदैव सकारात्मक (Always Positive):**
  सबसे कठिन परिस्थितियों में भी आशावाद बनाए रखें, यह विश्वास रखते हुए कि हर समस्या का समाधान संभव है।
- **सकारात्मक आत्म-संवाद का अभ्यास (Practice Positive Self-Talk):** अपने आप से कहें:

"मैं विकसित हो रहा हूँ। मैं मरीजों का स्वास्थ बेहतर कर रहा हूँ। मैं बदलाव ला रहा हूँ।"

और नकारात्मक सोच से दूर रहें।

- **बड़े सपने देखने वाला (Dreams Big):**
  छोटे दायरे में सीमित रहने से इंकार करता है – ऐसी सोच और विज़न बनाए रखता है जो स्वास्थ्य सेवा और मानवता में बदलाव ला सके।
- **शांत, संतुलित और विनम्र (Cool, Calm, and Polite):**
  दबाव में भी खुद को संयमित रखता है; कोमलता और आत्मविश्वास के साथ संवाद करता है।
- **देखभाल करने वाला और करुणामय (Caring and Compassionate):**
  हर मरीज को अपने परिवार के सदस्य की तरह मानता है – उसे सम्मान, समय और सहानुभूति देता है।

व्यावसायिक जीवन में उत्कृष्टता

- **कभी भी मरीज की देखभाल से ऊपर पैसे को प्राथमिकता नहीं देता:**
  उपचार हमेशा सबसे पहले आता है—बाकी सब अपने आप पीछे आता है।
- **ज्ञान के प्रति हमेशा उत्सुक (Always Hungry for Knowledge):**
  जीवनभर सीखने वाला – लगातार अपने कौशल और समझ को बेहतर बनाता रहता है।

- **उत्साही और तत्पर (Enthusiastic and Eager):**
  हर परामर्श, सर्जरी, क्लास और मीटिंग में नई ऊर्जा और उत्साह लेकर आता है।
- **कभी जल्दबाज़ी में नहीं (Never in a Rush):**
  हर मरीज को पूरा समय, पूरा ध्यान और पूरा सम्मान देता है।
- **नई तकनीकों का माहिर (Master of New Technologies):**
  आधुनिक और उन्नत तकनीकों को सीखकर उनका उपयोग मरीज की देखभाल और बेहतर परिणामों के लिए करता है।

ऊर्जा और आंतरिक उत्साह

- **अत्यधिक ऊर्जावान और प्रसन्नचित्त (Highly Energetic and Joyful):**
  अपनी खुशी, सकारात्मकता और अटूट ऊर्जा से दूसरों को भी प्रेरित करता है।
- **कभी थकान से पराजित नहीं (Never Gets Exhausted):**
  अपनी ऊर्जा उद्देश्य, जुनून और आंतरिक आग से प्राप्त करता है – सिर्फ बाहरी परिणामों से नहीं।
- **साहसपूर्वक जोखिम उठाता है (Takes Risks Boldly):**
  बड़े उद्देश्य के लिए नए चुनौतियों और नवाचारों को निडर होकर अपनाता है।
- **शारीरिक स्वास्थ्य की रक्षा करता है (Protect Physical Health):**
  रोज़ व्यायाम करता है, संतुलित आहार लेता है, और अच्छी नींद लेता है – क्योंकि ऊर्जा ही उसकी सबसे बड़ी पूंजी है।

समाज के प्रति जिम्मेदारी

- **सभी के लिए सहायक (Helpful to Everyone):** जूनियर्स, सीनियर्स, मरीजों और समाज—सभी की बिना हिचक सहायता करता है।
- **समाज को वापस देता है (Gives Back to Society):** समुदाय के स्वास्थ्य, शिक्षा और उत्थान से जुड़े कार्यों में सक्रिय रूप से भाग लेता है।
- **अहंकार से ऊपर रिश्तों को प्राथमिकता देता है (Prioritize Relationships Over Ego):** हर व्यक्ति के साथ विश्वास, सम्मान और दयालुता पर आधारित संबंध बनाता है।

मानसिक और भावनात्मक नियंत्रण के नियम (कोड)

- **दूसरों की राय से नियंत्रित नहीं होता (Never Controlled by Opinions):** दूसरों की बातों को सम्मानपूर्वक सुनता है, लेकिन अंतिम निर्णय अपनी स्पष्ट सोच और उद्देश्य के अनुसार लेता है।
- **भावनात्मक रूप से मजबूत (Emotionally Strong):** आलोचना, असफलता या अस्थायी कठिनाइयों से विचलित हुए बिना शांत और स्थिर बना रहता है।
- **हमेशा खुश और शांत (Happy and Relaxed Always):** एक शांत और प्रसन्न मन बनाए रखता है – क्योंकि वही सबसे बेहतरीन समाधान उत्पन्न करता है।

स्वास्थ्य सबसे बड़ा धन है, आनंद ही सच्ची सफलता है, और सेवा जीवन का वास्तविक उद्देश्य है। कोई भी आपकी शांति को तब तक नहीं छीन सकता, जब तक आप स्वयं उसे इसकी चाबी न सौंप दें।

अंतिम विचार:

आप निराशा, गपशप या साधारण जीवन के लिए पैदा नहीं हुए हैं। आपका जन्म हुआ है – चमकने के लिए, उपचार करने के लिए और दूसरों के जीवन को ऊँचा उठाने के लिए। अपनी ऊर्जा की रक्षा करें। अपने सपनों को संभालकर रखें। अपनी संगति सोच-समझकर चुनें। क्योंकि आपका आंतरिक संसार ही आपके बाहरी जीवन की दिशा तय करता है। और यह सदैव याद रखिए – आप हर उस जीवन के लिए एक आशीर्वाद बनने के लिए बने हैं, जिसे आप स्पर्श करते हैं।

15

विजय की सोच

दैनिक आदतें, अटूट हिम्मत और मानसिक मजबूती का निर्माण।

"असली संघर्ष बाहर की दुनिया में नहीं, बल्कि आपके अपने मन के अंदर चल रहा होता है।"

"हर दिन 1% बेहतर बनना आपको औसत जिंदगी से हमेशा के लिए छुटकारा दिलाता है।"

हमने बड़े सपनों के साथ शुरुआत की – डॉक्टर, इंजीनियर, प्रोफेशनल या निर्माता बनने के लिए। उन सपनों के लिए हमने संघर्ष किया, अपनी नींद खोई, अपने जवानी के साल लगाए, और परिवार से दूर रहे। सिर्फ इसलिए कि एक दिन हम कुछ खास हासिल कर सकें। और फिर वो दिन आता है – जब हम सफल होते हैं, अपनी पहचान बनाते हैं, घर लेते हैं, गाड़ी खरीदते हैं, और अपने बच्चों को बेहतरीन भविष्य देने लायक बन जाते हैं।

और धीरे-धीरे, चुपचाप हम खुद से कहने लगते हैं, "बस, अब इतना ही काफी है।" लेकिन यही सबसे बड़ा भ्रम है। सुविधा (comfort) हमें रोक देती है। यह हमें यह सोचने पर मजबूर कर देता है कि समझौता ही सफलता है। कि मेहनत भरी दिनचर्या और कभी-कभी छुट्टियाँ ही अंतिम मंज़िल हैं। और हम उस जुनून को भूल जाते हैं, जिसने हमें यहाँ तक पहुँचाया।

साधारण दिनचर्या से निकलकर जीवन के असली अर्थ की खोज तक

हम हर दिन जल्दी उठते हैं,दूसरों के लिए जीते हैं, हम समस्याएँ सुलझाते हैं, नेतृत्व करते हैं, हर चुनौती को संभालते हैं। लेकिन दिन के अंत में, हमारे पास खुद को सोचने, खुद को संभालने या खुद को बेहतर करने के लिए समय या ऊर्जा नहीं बचती। हम व्यायाम करते हैं, अपना

काम भी अच्छे से करते हैं – लेकिन अपने अंदर क्या बदल रहे हैं? सोच, स्पष्टता और व्यक्तिगत विकास का क्या?

अक्सर हमें थकान नहीं हराती – बल्कि खुद की अनदेखी हराती है, जिसे हम गलती से अनुशासन का नाम दे देते हैं।

हम दूसरों के लिए अच्छा बनने में इतने व्यस्त हो जाते हैं कि खुद के लिए अच्छा होना भूल जाते हैं। एक प्रोफेशनल के रूप में, हम अक्सर जिम्मेदारी को ही संतुष्टि समझ लेते हैं। हम मेहनत तो करते रहते हैं, लेकिन बड़े सपने देखना छोड़ देते हैं। हम हालातों से निपटने में माहिर हो जाते हैं, लेकिन फिर से सपने देखना भूल जाते हैं। और सबसे बुरा – हम हर उस चीज़ से बचने लगते हैं जो थोड़ा अतिरिक्त बोझ लगती है। हम खुद से कहते हैं: "अभी सही समय नहीं है।" "इतना ही काफी है।" "और जोखिम क्यों लें?"

लेकिन यह एक चेतावनी है: यह सोच आपको महानता तक नहीं ले जाती। यह आपको ठहराव (stagnation) की ओर ले जाती है। दुनिया के बड़े लोगों को देखिए – मुकेश अंबानी, गौतम अडानी, एलन मस्क। उन्होंने आराम मिलने के बाद रुकना नहीं चुना। उन्होंने अलग-अलग क्षेत्रों में अपनी पहचान, प्रभाव और संपत्ति बनाई। वे सिर्फ जीतकर संतुष्ट नहीं हुए – वे लगातार आगे बढ़ते रहे। यही है विजय की सोच (Victory Mindset)।

मैं मेडिकल कॉलेज में किसी खास सुविधा या दिखावे के साथ नहीं आया था। वहाँ मैं न तो सबसे ज़्यादा बोलने वालों में था, न ही ऐसा नाम था जिसे देखकर लोग प्रभावित हो जाएँ। लेकिन मेरे अंदर कुछ और ही चल रहा था, अपने आप से एक खामोश बातचीत: "तुम यहाँ दूसरों को प्रभावित करने नहीं आए हो, बल्कि खुद को बेहतर बनाने आए हो।" यह संवाद मेरी सफलताओं से नहीं, मेरे दर्द से जन्मा था – 2010 में जब मेरा टखना टूट गया। सर्जरी ने शरीर को ठीक किया, लेकिन उस अनुभव ने मेरे जीवन का रास्ता बदल दिया। उस चोट ने मुझे रोका नहीं

– उसने मुझे नई दिशा दी। और उसी दिशा ने मुझे एक लक्ष्य दिया: **ऑर्थोपेडिक्स**।

मैंने यह समझा कि दर्द सिर्फ सहने या संभालने की चीज़ नहीं है, बल्कि उसे समझना और बदलना भी जरूरी है। जिंदगी ने बार-बार मेरी परीक्षा ली – कोर्ट के चक्कर, दोस्त की बाइक खोना, और NEET PG की तैयारी के बीच माँ का हाथ टूट जाना। पहले तो ऐसा लगता था जैसे हर घटना मुझे भटकाने आई थी, लेकिन सच में वो मुझे दिशा देने आई थी। मैंने उनसे बचने की कोशिश नहीं की – मैंने उन्हें अपनाया। जिम्मेदारियों ने मेरा ध्यान विचलित नहीं, बल्कि मेरे फोकस को और मजबूत बना दिया। क्योंकि जीत कभी भागने में नहीं मिलती – वह सही दिशा में चलने से मिलती है।

यही है विजय की सोच। यह न अहंकार से भरी होती है, न ही भावनाओं रहित होती है। यह वह सोच है जिसमें उद्देश्य और जुनून एक साथ चलते हैं। यह सोच तूफान के गुजरने का इंतजार नहीं करती। यह तूफान के बीच खुद को मजबूत बना लेती है। अब यहाँ असली जीत आखिर है क्या? यह फिनिश लाइन पर नहीं मिलती, यह हर पल बनती है – इस बात में कि आप अपनी दौड़ कैसे दौड़ते हैं।

डॉक्टरों के लिए यह सोच विकसित करना क्यों जरूरी है?

चिकित्सा में हम सिर्फ बीमारीयों का इलाज नहीं करते हैं, हम कठिन परिस्थितियों को भी संभालते हैं।

हमसे अपेक्षा की जाती है कि हम अनियंत्रित परिस्थितियों के बीच भी स्पष्ट निर्णय लें, और तेज़ व अनिश्चित परिस्थितियों में भी अपना ध्यान बनाए रखें। सिर्फ सर्जरी की सटीकता काफी नहीं है। सिर्फ पढ़ाई में उत्कृष्टता भी काफी नहीं है। जो हमें हर दिन, हर केस में मजबूत बनाए रखता है, वह है हमारी मानसिक शक्ति। विजय की जीत कोई प्रेरणादायक शब्द नहीं है – यह जीने का तरीका है, टिके रहने की शक्ति है। इसके बिना, सबसे प्रतिभाशाली व्यक्ति भी टूट सकता है। और इसके साथ, एक साधारण छात्र भी ऐसा सर्जन बन सकता है जो सिर्फ

जान नहीं बचाता – बल्कि लोगों का विश्वास, सम्मान और जीवन की दिशा वापस देता है।

विजय की सोच से मिलने वाले महत्वपूर्ण सबक

- **परिणाम से पहले विश्वास रखें**
  असली विश्वास तब शुरू होता है जब कोई सबूत नहीं होता। यह अंधविश्वास नहीं – यह सजग और मजबूत निर्णय है।

- **असफलताओं को रणनीति की तरह देखें**
  इंकार आपको पीछे नहीं करता – वह आपको नई दिशा देता है। हर बंद दरवाज़ा आपको सही अवसर के लिए तैयार करता है।

- **अपने मानसिक वातावरण को सुरक्षित रखें**
  अपने समय, सीमाओं और शांति को सुरक्षित रखें। हर अवसर असली नहीं होता – कुछ अवसर सिर्फ भटकाने आते हैं।

- **ऐसी संपत्ति बनाएं जो खरीदी नहीं जा सकती**
  अनुशासन एक अदृश्य संपत्ति है, स्पष्टता (clarity) असली पूंजी है और लचीलापन (resilience) आपका भविष्य का निवेश है।

- **अपने लक्ष्य के अनुरूप जीना शुरू करें**
  सराहना का इंतज़ार ना करें। आज से वैसे ही काम करें, जैसे काम की माँग आपका लक्ष्य आपसे करता है – भले ही कोई अभी देख न रहा हो।

विजय की सोच आपको मुश्किलों से नहीं बचाएगी, लेकिन यह (किसी भी क्षेत्र में) आपको हार से जरूर बचाएगी। क्योंकि इस सफर में, अस्पताल के गलियारों से लेकर ऑपरेशन थिएटर तक – आपको अहंकार नहीं, बल्कि सही दिशा (alignment) आगे बढ़ाती है। न कोई शोर, न कोई दिखावा – बस एक स्थिर लय। ऐसी धड़कन की तरह, जो कभी रुकती नहीं।

वह चिकित्सक जिसने विस्तार को इंकार किया

एक दिन मेरी मुलाकात मेरे मेडिकल कॉलेज के एक जूनियर से हुई, जो आज एक छोटे शहर में जनरल फिजिशियन है। मुलाकात पुरानी यादों से शुरू हुई – हँसी, किस्से, और बीते हुए पल। लेकिन जल्द ही बातचीत हमारे काम और प्रैक्टिस पर आ गई। मैंने उससे पूछा, "तुमने अपनी सेवाओं का विस्तार क्यों नहीं किया?" उसने बिना सोचे तुरंत जवाब दिया, "सर, मैं पहले से ही व्यस्त हूँ – सुबह 8 से रात 11 तक मरीज ही मरीज हैं। मेरे पास बिल्कुल समय ही नहीं है।"

मैंने शांत स्वर में पूछा, "तो फिर काम को बाँट क्यों नहीं देते? अगर दूर-दूर से मरीज आपके पास आ ही रहे हैं, तो क्या यह बेहतर नहीं होगा कि आप अपनी सेवाओं को व्यवस्थित तरीके से बढ़ाएँ – जैसे जूनियर डॉक्टर रखकर या छोटे क्लिनिक खोलकर?" लेकिन उसने फिर मना कर दिया। उसने कहा, "नहीं सर, हर मरीज को मुझे खुद ही पूरा समय देना होता है।"

उसकी लगन तारीफों के लायक है। लेकिन एक पल रुककर सोचें – लंबे समय में इससे क्या होगा? जवाब साफ है – थकान और टूटन (burnout)। सुबह से रात तक, हर दिन बिना किसी सिस्टम, बिना काम बाँटे या बगैर विस्तार के काम करना, आखिरकार शरीर और मन दोनों को थका देता है। धीरे-धीरे वह या तो मरीजों की संख्या कम करेगा या फिर लंबे समय के लिए रुकना पड़ेगा – जिसका असर अनजाने में मरीजों की देखभाल पर पड़ेगा।

यही वह समय है जहाँ एक प्रभावशाली सोच का चिकित्सक (Doctor Magnate mindset) अलग सोचता है। जहाँ एक सामान्य डॉक्टर खुद को एक जगह और एक समय में बाँध लेता है, वहीं Doctor Magnate विस्तार का रास्ता चुनता है। वह नए सेंटर बनाता है, अस्पताल खड़ा करता है, और कुशल डॉक्टरों की टीम तैयार करता है – जो उसके लिए नहीं, बल्कि उसके साथ काम करते हैं। वह ऐसा सिस्टम बनाता है जहाँ उसकी मौजूदगी पर निर्भरता खत्म हो जाती है,

और सेवा लगातार चलती रहती है। जहाँ एक सामान्य डॉक्टर खुद को एक जगह और एक समय में बाँध लेता है, वहीं Doctor Magnate विस्तार का रास्ता चुनता है। वह नए सेंटर बनाता है, अस्पताल खड़ा करता है, और कुशल डॉक्टरों की टीम तैयार करता है – जो उसके लिए नहीं, बल्कि उसके साथ काम करते हैं। वह ऐसा सिस्टम बनाता है जहाँ उसकी मौजूदगी पर निर्भरता खत्म हो जाती है, और सेवा लगातार चलती रहती है।

सच्ची संपत्ति की शुरूआत वहीं से होती है जहाँ आपका पैसा और आपके बनाए हुए सिस्टम आपकी अनुपस्थिति में भी काम करते हैं। यही वह परिवर्तन है जो एक डॉक्टर को Doctor Magnate में बदल देता है।

अपने जुनून की लौ को दोबारा प्रज्वलित करें

यह सिर्फ पैसे कमाने की बात नहीं है। यह अपने पूरे सामर्थ्य को पहचानने की बात है – सिर्फ अपने लिए नहीं, बल्कि इस दुनिया के लिए भी। यह अपने कौशल, अपनी कहानी और अपनी मेहनत को ऐसी विरासत में बदलने की बात है जो आपके जाने के बाद भी जिंदा रहे। आपकी संपत्ति सिर्फ सैलरी तक सीमित नहीं होनी चाहिए – उसे एक विज़न से जन्म लेना चाहिए। जिस क्षण आप कहते हैं, "मुझे और चाहिए – लालच के लिए नहीं, उद्देश्य के लिए," उसी क्षण आपकी विजय की सोच (Victory Mindset) सक्रिय हो जाती है।

हर दिन श्रेष्ठता का अभ्यास

विजय का दृष्टिकोण (माइंडसेट) केवल ज्यादा मेहनत करने के बारे में नहीं है, बल्कि समझदारी से आगे बढ़ने के बारे में है।

यह अपने अंदर की दुनिया का उतना ही ध्यान रखने का निर्णय है, जितना हम अपने बाहरी कामों का रखते हैं। विकास केवल उन्हीं के लिए नहीं है जिनके पास समय है या जो युवा हैं, यह आगे बढ़ने वालों की ऊर्जा है। और सबसे जरूरी बात – हर दिन 1% ही बेहतर बनो।

बस इतना ही। न कोई दबाव, न परफेक्शन – सिर्फ छोटे-छोटे, सोच-समझकर उठाए गए कदम।

सफलता कोई एक बार की उपलब्धि नहीं, यह रोज़ की आदतों का परिणाम है। और इस विजयी सोच को हर दिन मजबूत और जीवित रखने का सबसे शक्तिशाली तरीका है – आपकी हर दिन की अंदरूनी दिनचर्या।

नई सुबह की दिनचर्या

इन्हें अपना नविन अटूट नियम बना लें। यहाँ रोज़ के लिए चार अभ्यास हैं, जो आपकी ऊर्जा को फिर से जगाते हैं, ध्यान को मजबूत करते हैं, और आपके लक्ष्य को सुरक्षित रखते हैं।

1. खुद से कही गई सकारात्मक बातें (Affirmation)

अफर्मेशन मतलब स्वयं से सच बोलना – खासकर तब, जब आपका मन उस पर विश्वास न करे। यह सिर्फ यह नहीं बताता कि आप अतीत में क्या थे, बल्कि यह बताता है कि आप क्या बन रहे हैं।

खुद से पूरे विश्वास के साथ कहें: "मैं सत्य और स्पष्ट सोच के साथ समृद्धि और अवसरों का निर्माण करता हूँ।" "मैं केवल पैसे कमाने वाला नहीं, बल्कि बदलाव लाने वाला हूँ।" "मैं हर दिन एक उद्देश्य और जोश के साथ शुरुआत करता हूँ।"

अफर्मेशन आपको यह याद दिलाते हैं कि आप क्या बन रहे हैं – न कि आप पहले क्या थे। यह आपको आपकी असली पहचान से जोड़ते हैं और बताते हैं कि आप सिर्फ डॉक्टर, इंजीनियर या लीडर नहीं हैं, बल्कि एक इंसान हैं – जिसकी अपनी ज़रूरतें, सपने और गहराई है।

2. अपने लक्ष्य को मन में साफ़-साफ़ देखना (Visualization)

अपने अगले स्तर को पहले अपने भीतर महसूस करो। हर सुबह 3–5 मिनट अपने सबसे बेहतर रूप को देखो। दबाव में शांत।

अपने उद्देश्य में स्पष्ट। आत्मविश्वासी और स्थिर। विज़ुअलाइज़ेशन आपके मन को नई संभावनाओं के लिए तैयार करता है। यह आपको आपकी अंदर की शक्ति से जोड़ता है, इससे पहले कि दुनिया आपसे प्रदर्शन की उम्मीद करे। खुद को नया आइडिया शुरू करते हुए देखो। एक हॉस्पिटल चेन, हेल्थ-टेक प्रोडक्ट या वेलनेस ब्रांड बनाते हुए देखो। सिर्फ मरीजों ही नहीं, बल्कि समाज पर असर डालते हुए देखो।

3. **पढ़ना (Reading)**

एक सही किताब के कुछ पन्ने आपकी पूरी सोच को बदल सकते हैं। दर्शन, मनोविज्ञान, लीडरशिप या आत्मकथाएँ – रोज़ पढ़ना आपके मन को नई ऊर्जा देता है। आदत बनाइए – चाहे हर दिन सिर्फ 5 पन्ने ही क्यों न हों। क्योंकि जो लोग सीखना छोड़ देते हैं, वे नेतृत्व करना भी छोड़ देते हैं। अपने दिमाग को भी उतना ही पोषण दें जितना आप अपने शरीर को देते हैं। महान लोगों की कहानियाँ पढ़ें, और अपनी सोच को सीमाओं से बाहर ले जाएँ।

एक पन्ने का एक विचार आपकी जिंदगी की दिशा बदल सकता है। जब मैं पीजी के दूसरे साल में था, तभी मैंने किताबें पढ़ना शुरू किया – और मुझे उसके शानदार परिणाम देखने को मिले। किताबें सिर्फ ज्ञान नहीं देतीं, वे आपको सही रास्ता दिखाती हैं। वे आपको नए आइडिया देती हैं और आने वाली गलतियों व खतरों से बचाती हैं।

मेरी कुछ पसंदीदा किताबें हैं: रॉबर्ट कियोसाकी की 'रिच डैड पुअर डैड', नेपोलियन हिल की 'थिंक एंड ग्रो रिच', डेल कार्नेगी की 'हाउ टू विन फ्रेंड्स एंड इन्फ्लुएंस पीपल', 'बिजनेस स्ट्रेटेज़ी: द ब्रायन ट्रेसी सक्सेस लाइब्रेरी', रोंडा बर्न की 'द सीक्रेट', जोसेफ मर्फी की 'पावर ऑफ सबकॉन्शियस माइंड', हाल एलरोड की 'मिरेकल मॉर्निंग', रॉबिन शर्मा की '5 AM क्लब' और 'एवरीडे हीरो मैनिफेस्टो', और भी बहुत सी।

इन किताबों ने मुझे बेहतर फैसले लेना सिखाया, मेरी सोच को नया रूप दिया और पैसे व समृद्धि को देखने का नजरिया बदल दिया। लेकिन सबसे बड़ी सीख थी – आदतों और अनुशासन की ताकत, जिसने मुझे पूरी तरह बदलकर जीवन के नए स्तर तक पहुँचाया।

4. जर्नलिंग (लिखकर विचार व्यक्त करना)

अपने मन की सच्चाई को कागज़ पर उतारें। अपनी प्रगति को दर्ज करें। अपने महत्वपूर्ण विचारों और सीख को संजोकर रखें। हर दिन सिर्फ 5 मिनट – खुद से ये सवाल पूछें: आज मैंने क्या सीखा? मैं क्या टाल रहा हूँ? मैं किन क्षेत्रों में ऐसा योगदान दे सकता हूँ, जिससे मेरे साथ-साथ दूसरों का भी विकास हो? जब आप लिखते हैं, वह आपके लक्ष्य को स्पष्ट बना देता है।

अटल संकल्प (Grit): सपनों को सच करने की शक्ति

जब आप अपने अंदर की आग को फिर से जलाने का फैसला करते हैं, तो जिंदगी आपकी परीक्षा लेती है। ध्यान भटकाने वाली चीजें आएंगी, मन में संदेह होगा, और मुश्किलें भी आएंगी। यही वह समय है जब आपका अटल संकल्प (हौसला) ही आपकी ताकत बनता है। अटल संकल्प वह हिम्मत है, जो हर मुश्किल में भी पीछे नहीं हटने देती। यह आपसे कहती है – "अब रुकना नहीं है, बहुत आगे आ चुके हो।" "चलो कुछ निर्मित करते हैं, आगे बढ़ नेतृत्व करते हैं, और तरक्की करते हैं।"

विजय की सोच: केवल स्वयं के लिए नहीं, बल्कि पूरी दुनिया के लिए

आपकी सफलता सिर्फ आपकी निजी उपलब्धि नहीं है, यह पूरी दुनिया पर असर डालती है। हर अस्पताल जो आप बनाते हैं, हर सिस्टम जो आप तैयार करते हैं, जो भी नई खोज करते हैं – वह समाज के लिए एक अनमोल योगदान बन जाता है। आपकी सोच सिर्फ आपकी आय

तक सीमित नहीं है, बल्कि उन लोगों के लिए भी मायने रखती है जिनकी जिंदगी आप बदलते हैं। जब आप कई स्रोतों से संपत्ति बनाते हैं और अपने प्रभाव को कई गुना बढ़ाते हैं, तो यह स्वार्थ नहीं, बल्कि बड़े पैमाने पर सेवा है। हर दिन खुद से पूछिए, "आज मैं ऐसा क्या नया बना सकता हूँ, जो कल तक नहीं था?"

अंतिम विचार: खुद को सीमित करने से इंकार करें

आप अभी खत्म नहीं हुए हैं, बल्कि अभी तो शुरुआत है। जीत इस बात पर नहीं है कि आपके पास क्या है। महत्वपूर्ण यह है कि आप अंदर से क्या बनते जा रहे हैं – और दूसरों के जीवन के लिए क्या रच रहे हैं। दुनिया को आपके विचारों की जरूरत है। दुनिया को आपकी ऊर्जा की जरूरत है। दुनिया को आपके जुनून की जरूरत है। घर बनाइए, बच्चों को शिक्षित कीजिए, अपनी इच्छाएँ पूरी कीजिए। लेकिन यही अंत नहीं है। अपनी पहचान से आगे बढ़कर एक विरासत बनाइए। एक साम्राज्य का निर्माण कीजिए। इस खूबसूरत दुनिया के लिए कुछ सुंदर बनाइए।

16

संपत्ति कमाना कोई पाप नहीं

बचपन से ही, एक मध्यमवर्गीय सोच के साथ, मैंने यह अनकहा नियम अपनाया – अगर आपको अच्छा बनना है, तो पैसे की बात से दूर रहो, खासकर एक डॉक्टर के रूप में। "डॉक्टर सेवा के लिए होते हैं।" "उन्हें दौलत के पीछे नहीं भागना चाहिए।" "अगर वे ऐसा करते हैं, तो वे संवेदनशील नहीं, सिर्फ व्यवसायिक बन जाते हैं।" यह बातें सुनने में आदर्श लगती थीं, लेकिन धीरे-धीरे मुझे समझ आया कि यही सोच अंदर ही अंदर लोगों को कमजोर बना रही है।

बेहतरीन डॉक्टर दिन-रात काम करते हैं, परिवार की शादियाँ में नहीं जा पाते हैं, छुट्टियाँ छोड़ देते हैं – और फिर भी अपनी जीवनशैली बेहतर करने के बारे में सोचते हुए भी उन्हें अपराधबोध होता है। मैं आपसे पूछता हूँ – एक इंजीनियर या बिजनेसमैन के लिए विला का सपना देखना सही है, तो एक डॉक्टर सिर्फ कर्तव्य का ही सपना क्यों देखे? हम स्टेथोस्कोप पहनते हैं, बेड़ियाँ नहीं। अब समय आ गया है कि हम इस अपराधबोध से खुद को आज़ाद करें।

वह दिन जब मैंने मानसिक सीमाओं को तोड़ा

मुझे आज भी वह दिन याद है, जब यह बात मुझे समझ आई। मैं अकेला बैठा था और कई महीनों की कड़ी मेहनत – ओपीडी, नाइट ड्यूटी और इमरजेंसी सर्जरी के बाद अपनी कमाई का हिसाब देख रहा था। मरीज खुश थे, लोग कहते थे कि मैं "बहुत अच्छा कर रहा हूँ।" लेकिन अंदर से मैं जानता था कि मैं बस किसी तरह से खुद को संभाल पा रहा था। जब भी कोई छोटी या बड़ी आर्थिक जरूरत आती, मैं खुद को फंसा हुआ महसूस करता था। चाहे टूटी हुई बाइक ठीक करवानी हो, किताब खरीदनी हो या परिवार की मदद करनी हो – हर बार दिल में वही कसक उठती थी: "मेरे पास पर्याप्त नहीं है।"

कुछ दिन ऐसे भी थे जब मुझे परीक्षा फॉर्म भरने के लिए पैसे उधार लेने पड़े। ऐसे दिन भी आए जब मैंने खाना छोड़ दिया, क्योंकि जो थोड़ा पैसा था, उसे पूरे हफ्ते चलाना था। यहाँ तक कि NEET PG की तैयारी के दौरान – जब मुझे पूरी तरह पढ़ाई पर ध्यान देना चाहिए था – मेरा मन बंटा हुआ था: आधा पढ़ाई में, आधा गुजारा करने की चिंता में। और जब परिवार में कोई बीमार पड़ता था, जैसे जब मेरी माँ का कोहनी में फ्रैक्चर हुआ, तो यह जानकर बहुत दर्द होता था कि हम तुरंत सबसे अच्छा इलाज नहीं करा सकते। ऐसा इसलिए नहीं था कि हम उन्हें प्यार नहीं करते थे। बल्कि इसलिए, क्योंकि पैसे की स्थिति हमेशा तंग, तनावपूर्ण और अस्थायी रहती थी।

यह सिर्फ गरीब होने की बात नहीं थी – यह पूरी तरह से असहाय होने की स्थिति थी। और यह एहसास बहुत भारी पड़ता है। यह आपका आत्मविश्वास तोड़ देता है और अंदर ही अंदर गुस्सा पैदा करता है। तभी मैंने सच्चाई समझी – पैसा खुशी न सही, लेकिन उसकी कमी दर्द को कई गुना बढ़ा देती है। उस दिन मैंने ज्यादा चाहने पर खुद को दोष देना बंद कर दिया। क्योंकि मैं "अभाव" का दर्द जानता था। और मैं फिर कभी खुद को इतना बेबस महसूस नहीं करना चाहता था।

पैसा ध्यान भटकाने वाली चीज नहीं है, यह एक साधन है

मुझे समझ आया कि मुझे पैसा सिर्फ दिखावे के लिए नहीं चाहिए था, बल्कि आज़ादी के लिए चाहिए था। थकान भरी जिंदगी से "ना" कहने की आज़ादी। अपने माता-पिता को बेहतर जीवन देने की आज़ादी। मरीजों को सिर्फ इलाज नहीं, समय देने की आज़ादी। कुछ ऐसा बनाने की आज़ादी जो लंबे समय तक टिके – बिना हर समय सिर्फ जीने के लिए काम करते रहने के दबाव के। यह मेरी डॉक्टर की पहचान को कम नहीं करता – बल्कि एक बेहतर इंसान बनाता है।

समस्या पैसा नहीं है, समस्या उस अपराधबोध की है जो हम उससे जोड़ देते हैं। जैसे बड़ा सपना देखना मतलब अपने सिद्धांतों को छोड़ देना हो। लेकिन जीवन ने मुझे सिखाया – आप दिल से संवेदनशील हो

सकते हैं और साथ ही अच्छी कमाई भी कर सकते हैं। ये दोनों एक-दूसरे के विरोधी नहीं हैं। आपकी प्रैक्टिस या पहचान आपकी कमाई से नहीं, आपके चरित्र से बनती है। इसलिए हर डॉक्टर और हर प्रोफेशनल के लिए – आपको सेवा और सफलता में से एक चुनने की जरूरत नहीं है। आप सफलता के साथ सेवा कर सकते हैं। आप क्लिनिक भी बना सकते हैं और संपत्ति भी। आप लोगों की जान बचा सकते हैं और अपनी जिंदगी भी पूरी तरह जी सकते हैं। पैसा सेवा का विरोधी नहीं है – यह सेवा को और प्रभावशाली बना सकता है।

आइए, हम अपनी इच्छाओं के लिए खुद को दोष देना बंद करें। क्योंकि धन कमाना गलत नहीं—अपनी क्षमता को अधूरा छोड़ देना गलत है।" "जब जीवन सिर्फ संघर्ष नहीं रह जाता, तब सेवा भी सच्ची हो जाती है।" "एक संपन्न डॉक्टर, बिना किसी बंधन के, पूरी आज़ादी के साथ बेहतर उपचार कर सकता है।"

बचपन में ही मेरे अंदर यह धारणा बन गई थी कि पैसा जैसे कोई दुश्मन है। किसी ने इसे शब्दों में नहीं कहा, लेकिन जिंदगी के हालात ने यही एहसास कराया। कुछ दिन दाल, कुछ दिन सिर्फ सब्ज़ी, और कई बार रात का खाना सिर्फ रोटी, सरसों का तेल और नमक होता था – और सच कहूँ, मुझे वह भी अच्छा लगता था। उसमें जीने की मजबूरी का स्वाद था। मैं फिर भी आभारी था, क्योंकि मुझे पता था कि कुछ लोगों के पास वह भी नहीं है। लेकिन बचपन में ही मैंने एक अजीब बात देखी – मेरे माता-पिता, जो बेहद मेहनती और ईमानदार थे, हमेशा पैसों की चिंता में रहते थे। यह उनकी मेहनत की कमी नहीं थी, बल्कि पैसे को समझने और अलग नजरिए से देखने की कमी थी।

उनके अंदर एक छुपी हुई धारणा थी – "ज्यादा पैसा होना मतलब कुछ गलत किया है।" या फिर – "अमीर लोग असल में खुश नहीं होते।" इसी सोच के कारण उन्होंने संपत्ति बनाने के बजाय अपने ही चारों ओर सीमाएँ खड़ी कर लीं। जब उन्होंने अपनी छोटी-सी पान की दुकान शुरू की – जिसमें आगे बढ़ने की पूरी संभावना थी – तो भी उसे बढ़ाने की कोई योजना नहीं थी। न बचत, न भविष्य की तैयारी। और जब भी पैसों

की कमी होती, वही पुराना चक्र दोहराया जाता – तनाव, बेबसी और फिर किसी तरह आगे बढ़ना।

मुझे सबसे ज्यादा तकलीफ सिर्फ संघर्ष से नहीं थी – बल्कि उस सोच से थी जो इसके पीछे थी। किसी समय मेरे अंदर की आवाज पूछने लगी – "हम हमेशा यहीं क्यों अटके रहते हैं? सब कुछ इतना मुश्किल क्यों है?" और हर बार जवाब यही मिला – "क्योंकि हमें सिखाया गया कि ज्यादा चाहना गलत है।" कि अच्छी कमाई का मतलब अपने सिद्धांतों से समझौता करना है। कि पैसा आने के साथ अपराधबोध भी आता है। लेकिन जिंदगी ने मुझे सिखाया – यह सब एक झूठ है। नहीं, पैसा पाप नहीं है। पैसों का अभाव आपको पवित्र नहीं बनाता। और समृद्धि आपको भ्रष्ट नहीं बनाती।

असली फर्क इस बात से आता है कि आप पैसा किस तरह कमाते हैं। हाँ, गलत रास्ते से पैसा कमाना संभव है – यह सच्चाई है। लेकिन उतना ही सच यह भी है कि आप सही तरीके से भी पैसा कमा सकते हैं – मूल्य, कौशल, सेवा और रणनीति के साथ। सच्चाई यह है कि हमें कभी ऐसे समृद्ध लोगों के उदाहरण नहीं मिले जो हर मायने में संतुलित हों। हमने न उनकी किताबें पढ़ीं, न उनकी कहानियाँ सुनीं, और यह नहीं सीखा कि वे कैसे सोचते हैं।

हमें बचपन से यह सिखाया गया – "अमीर लोगों के घरों में समस्याएँ होती हैं।" "वे स्वस्थ नहीं रहते।" "वे सच में खुश नहीं होते।" लेकिन सच्चाई यह है कि मैंने भी बचपन में दर्द झेला—दाँत का दर्द, सिरदर्द – और मेरे पास सही इलाज करवाने की सुविधा भी नहीं थी। तो फिर सवाल उठता है – गलती कहाँ है? पैसा समस्याओं को पूरी तरह खत्म नहीं करता, लेकिन यह आपको बेहतर विकल्प जरूर देता है। और कई बार यही विकल्प दर्द और शांति के बीच का अंतर बन जाते हैं।

मैंने तय कर लिया है कि अब मैं बेहतर जीवन चाहने पर खुद को दोषी नहीं मानूँगा। मैं यह नहीं मानूँगा कि गरीब रहना कोई महानता है और न ही संघर्ष को बढ़ा-चढ़ाकर देखूँगा। क्योंकि "पैसा खराब है" यह

सोच अक्सर हमें मेहनत और आगे बढ़ने से रोकती है। अब मैं मानता हूँ कि अगर हमारी नीयत साफ है और काम ईमानदारी से किया गया है, तो धन एक अच्छी चीज है। यह दिखावे के लिए नहीं, बल्कि परिवार का सहारा बनने, मरीजों की सेवा करने, शांति से जीने और जरूरतमंद की मदद करने के लिए है। सच तो यह है कि पैसा खुशी का दुश्मन नहीं है, बल्कि उसके प्रति डर और अपराधबोध ही असली समस्या है।

सोचिए, कितने ऐसे मरीज हैं जो पैसों की कमी के कारण सही इलाज नहीं पा पाते। अब यह भी सोचिए कि उनकी असली मदद कौन कर सकता है – एक संपन्न डॉक्टर या एक ऐसा डॉक्टर जो खुद ही संघर्ष में है? जब आपकी कमाई अच्छी होती है, तब आप गरीबों का इलाज बिना शुल्क के कर सकते हैं, बिना किसी बोझ के। आप अपने अस्पताल को आधुनिक बना सकते हैं, बेहतर सुविधाएँ दे सकते हैं, अधिक स्टाफ रखकर खुद को थकान से बचा सकते हैं और मरीजों को बेहतर सेवा दे सकते हैं। साथ ही अपने परिवार और बच्चों का भविष्य भी सुरक्षित कर सकते हैं। इसलिए धन को लालच नहीं, बल्कि प्रगति का प्रतीक समझिए। एक डॉक्टर के लिए सही रास्ता है – नैतिकता के साथ कमाया गया धन।

हमें डॉक्टर के रूप में अपनी सोच बदलनी होगी – उचित फीस रखें, सस्ती नहीं। दिल से सेवा करें, लेकिन अपनी कीमत कम न आँकें। सिर्फ इलाज करना ही नहीं, बल्कि बचत, निवेश और आगे बढ़ना भी सीखें। लालच और विकास की सोच में फर्क होता है – लालच केवल पाने में विश्वास करता है, जबकि विकास कमाकर दूसरों को और बेहतर देने की सोच है।

सालों के अनुभव ने मुझे सिखाया है कि आपकी असली कीमत आपकी फीस नहीं, बल्कि वह बदलाव है जो आप मरीज के जीवन में लाते हैं। पैसा आपको विकल्प देता है, और विकल्प आपको सुकून देते हैं। अगर आप धन की सही योजना नहीं बनाते, तो थकान और तनाव आपकी गिरावट की वजह बन सकते हैं। सबसे खुश डॉक्टर वे नहीं होते जो सबसे ज्यादा व्यस्त हों, बल्कि वे होते हैं जो अपने काम और

जीवन में संतुलन बनाए रखते हैं। इसलिए "त्यागी बनने की सोच" को छोड़ना जरूरी है।

आपने 10+ साल पढ़ाई की, अपनी जवानी के कई साल लगाए और परिवार के त्योहार तक छोड़ दिए – सिर्फ जीने भर के लिए नहीं। ह सब आपने एक बेहतर जीवन बनाने के लिए किया है – अपने लिए, अपने परिवार के लिए और मरीजों के लिए। इसलिए सफलता पर शर्मिंदा होना बंद कीजिए। ऐसे डॉक्टर बनें जो जीवन बचाते हैं, संपन्नता बनाते हैं और दूसरों को भी आगे बढ़ने में मदद करते हैं।

एक नई पहचान—डॉक्टर और उद्यमी। दुनिया को अब ऐसे डॉक्टरों की जरूरत है जो संवेदनशील हों, नैतिक हों, आत्मनिर्भर हों और समृद्ध भी हों। "डॉक्टर मैग्नेट" कोई कल्पना नहीं, बल्कि समय की जरूरत है। क्योंकि एक सशक्त डॉक्टर 100 और लोगों को प्रेरित कर सकता है, 10,000 मरीजों की मदद कर सकता है और 1,00,000 सपनों को साकार कर सकता है। आपका स्टेथोस्कोप और आपकी कमाई साथ-साथ चल सकते हैं। आपका क्लिनिक और आपका आराम दोनों एक साथ बढ़ सकते हैं। और आपका दिल और आपकी जेब – दोनों एक साथ भरे हुए रह सकते हैं।

तभी मुझे यह एहसास हुआ कि अगर डॉ. बी. आर. पारेख ने धन नहीं कमाया होता, तो वे मेरी और कई अन्य छात्रों की उस समय मदद नहीं कर पाते, जब हमें उसकी सबसे ज्यादा जरूरत थी। उनकी आर्थिक मजबूती ने उन्हें छोटा नहीं, बल्कि और प्रभावशाली डॉक्टर बनाया – सिर्फ क्लिनिक में नहीं, बल्कि लोगों की जिंदगी में भी, मेरी जिंदगी में भी। उन्होंने कमाई को सिर्फ अपने लिए नहीं रखा, बल्कि उससे लोगों का जीवन बेहतर बनाया। जिन डॉक्टरों को मैं आदर्श मानता था – जो कठिन परिस्थितियों में भी शांत रहते थे, जरूरत के समय दिल खोलकर मदद करते थे और अपने काम में खुशी महसूस करते थे – वे केवल चिकित्सक नहीं थे, बल्कि संपन्नता के सृजनकर्ता थे। ऐसी संपन्नता, जिसने उन्हें समय, आजादी, अधिक लोगों तक पहुंच और मानसिक सुकून दिया।

सिर्फ डॉक्टर की तरह नहीं, बल्कि डॉक्टरप्रेन्योर की सोच अपनाएँ

- **इलाज करना आपका लक्ष्य है, और सिस्टम उसे पूरा करने का माध्यम है।**
  आपने एक अस्पताल तैयार कर लिया है—अब यह समझिए कि यह आपकी 24/7 मौजूद रहे बिना कैसे विस्तार कर सकता है?

- **दोहराए जा सकने वाले मॉडल (सिस्टम) बनाइए।**
  ठीक वैसे ही जैसे डॉ. शेट्टी ने किफायती और अधिक मात्रा में सर्जरी करके 'नारायणा हेल्थ' को बड़े स्तर पर विकसित किया, वैसे ही आप भी ऐसे कुशल सिस्टम बना सकते हैं, जिनमें सुव्यवस्थित कार्यप्रवाह हो, जूनियर डॉक्टरों की टीम हो और तकनीक का उपयोग हो, जिससे आपकी क्षमता कई गुना बढ़ जाए और आपका बोझ कम हो।

अपनी विशेषज्ञता को ईमानदार तरीके से आर्थिक स्रोत बनाइए।

- **ओपीडी और सर्जरी की आय से आगे बढ़िए।**
  ऐसे अतिरिक्त आय स्रोत विकसित करें जो आपके मूल्यों से मेल खाते हों:
  - जैसे युवा डॉक्टरों के लिए वेबिनार आयोजित करना।
  - मार्गदर्शन (मेंटोरशिप) पैकेज उपलब्ध कराना।
  - ऑर्थोपेडिक्स की मूलभूत समझ पर आधारित ऑनलाइन कोर्स बनाकर जनरल प्रैक्टिशनर्स और छात्रों को सिखाइए।
  - जोड़ों के दर्द और हड्डियों के फ्रैक्चर जैसी समस्याओं को आसान तरीके से समझाने के लिए यूट्यूब चैनल बनाइए।

- **याद रखिए:** यह व्यावसायिकता नहीं, बल्कि स्पष्ट उद्देश्य है। आप अपने ज्ञान को संरचित करके अधिक से अधिक लोगों तक पहुँचाने का काम कर रहे हैं।

केवल चिकित्सा की समझ नहीं, बल्कि आर्थिक समझ भी बनाइए।

- **हर रुपये का हिसाब रखें:** जैसे आप X-ray का विश्लेषण करते हैं, वैसे ही अपने आय, खर्च, कर्ज और निवेश पर मिलने वाले रिटर्न (ROI) का भी विश्लेषण करना शुरू करें।
- **समझदार तरीके से निवेश करें:** डॉक्टर अक्सर निवेश को नजरअंदाज कर देते हैं। म्यूचुअल फंड, रियल एस्टेट या मेडिकल उपकरण लीजिंग जैसी निवेश की मूल बातें सीखें।
- **निष्क्रिय आय (Passive Income) बनाइए:** उदाहरण के लिए, यदि आपके अस्पताल के पास जमीन है, तो क्या आप उसमें फार्मेसी, कैफे या डायग्नोस्टिक यूनिट किराए पर दे सकते हैं?

सिर्फ अधिक मेहनत या दबाव से नहीं, बल्कि लोगों के माध्यम से विस्तार करें

- **अपनी टीम को सक्षम बनाइए:** जूनियर डॉक्टरों को प्रशिक्षित करें, नर्सों को सशक्त बनाएं, और ऐसे प्रशासनिक स्टाफ को साथ जोड़ें जो मालिक की तरह सोच सकें। सबसे सफल डॉक्टर अकेले काम नहीं करते, वे नेतृत्व करने वाली दूसरी पंक्ति की एक मजबूत टीम बनाते हैं।
- **अपने अस्पताल की पहचान (ब्रांड) बनाइए:** कहानी कहने की शक्ति, अपनी व्यक्तिगत यात्रा और मरीजों के अनुभवों का उपयोग करके समाज में विश्वास स्थापित करें। समय के साथ प्रतिष्ठा ही धीरे-धीरे आय में बदल जाती है।

सिर्फ भावना के साथ नहीं, बल्कि संरचना (स्पष्ट व्यवस्था, प्रक्रिया और अनुशासन) के साथ काम कीजिए

जैसे डॉ. परेख ने मेरी सहायता की, वैसे ही आप भी कभी किसी "अनिल" के जीवन में बदलाव ला सकते हैं। इसके लिए एक "गिविंग अकाउंट" बनाइए – अपनी आय का 5–10% हिस्सा पूरी निष्ठा से दान, मुफ्त सर्जरी या छात्रवृत्तियों के लिए अलग रखें। इस तरह पैसा केवल कमाई नहीं, बल्कि मदद का साधन बनता है, अपराधबोध का नहीं।

एक वाक्य में आपकी सोच में बदलाव:

"मैं धन का पीछा नहीं कर रहा हूँ – मैं अपनी क्षमता का निर्माण कर रहा हूँ, ताकि मैं बेहतर सेवा दे सकूँ और अधिक बड़े स्तर पर योगदान दे सकूँ।"

"धन कोई पाप नहीं है। पाप तब है जब हम उसकी उस शक्ति को नकार दें, जो इलाज कर सकती है, निर्माण कर सकती है और जीवन बदल सकती है।"

यह यात्रा यहाँ समाप्त होती है, लेकिन रणनीति नहीं। मैंने आगे आपके कौशल को अगले स्तर तक ले जाने की और भी रणनीतियाँ अपनी अगली पुस्तक **"From Stethoscope to Strategy: The Mindset, Money & Mission of a New-Age Doctor"** में साझा की हैं।

मैं इस पुस्तक पर आपके विचार और प्रतिक्रिया जानना चाहूँगा। आपका फीडबैक मेरे लिए महत्वपूर्ण है – आप दिए गए ईमेल पर अपने विचार साझा कर सकते हैं:

doctormagnate2025@gmail.com

www.ingramcontent.com/pod-product-compliance
Lightning Source LLC
Chambersburg PA
CBHW011349230926
51848CB00003B/521